ESTREÑIMIENTO

Síntomas, causas y remedios

© Adolfo Pérez Agustí (2017-2023)

ESTREÑIMIENTO

Síntomas, causas y remedios

ediciconesmasters@gmail.com

ESTREÑIMIENTO

Esta imposibilidad ocasional o perenne para eliminar las heces de modo fácil y frecuentemente, es una enfermedad muy generalizada, especialmente entre la población femenina. A pesar de que puede ser causa de numerosos problemas de salud, no se suele consultar al médico hasta que el problema es crónico y difícil de soportar.

Aunque el organismo dispone de muchas formas de evacuar o eliminar todo aquello que no le es necesario y mucho más lo que le perjudica, (vías respiratorias, sudor, orina, linfa o lágrimas), la eliminación por vía rectal es casi siempre la más conflictiva. Si el estreñimiento dura ya varios días, el organismo trata de evitar la acumulación de más sustancias que puedan provocar una obstrucción, reabsorbiendo los líquidos y tratando de concentrar las heces a lo largo del intestino grueso. Por eso es normal que una persona aquejada de estreñimiento crónico tenga todo el colon lleno de heces.

El estreñimiento puede ser agudo o crónico, siendo el último generalmente definido así cuando hay una duración de más de tres meses. Y puesto que no hay marcadores ideales para el estreñimiento, el historial se convierte en el principal determinante del diagnóstico.

Se han utilizado muchas definiciones, y esta variedad de definiciones no es mejor que aquella que relata el paciente de forma sencilla: simplemente una frecuencia reducida o dificultad en la evacuación de las heces de lo que se considera el patrón normal o esperado para ese individuo. Por lo tanto, los pacientes se quejarán de la reducción de la frecuencia de las heces o el esfuerzo basado, en la mayoría de las veces, en su propia percepción de lo que es normal o habitual para ellos. Cabe señalar que la frecuencia autoinformada no siempre es fiable por una cuestión meramente memorística, a menos que se lleve un diario. De hecho, en un estudio, el 62% de los pacientes que se declararon estreñidos tenían una evacuación por día. Además, si la pregunta sobre la frecuencia se realizaba varias veces en consultas posteriormente, la cifra relatada era diferente. Otro dato no relatado, es la voluntaria retención voluntaria de las heces por motivos laborales y sociales, además de la renuncia a usar inodoros desconocidos.

CAPÍTULO 1

ANATOMIA DEL COLON

También llamado intestino grueso, es la última porción del aparato digestivo y el lugar donde se extrae el agua y la sal de los residuos sólidos alimentarios, antes de que sean eliminados del cuerpo. Es un tubo largo y hueco que se encuentra al final de este sistema, en el cual el cuerpo produce y almacena las heces.

Mide unos 1,5 m de longitud y 4,5 cm de diámetro, se extiende entre el íleon y el ano, los cuales están unidos a la pared abdominal posterior por el mesocolon (doble pared peritoneal). Estructuralmente hablando posee las siguientes porciones: ciego, colon, recto y conducto anal.

Comienza en la papila íleal, en el ciego, que es el apéndice primitivo. El ciego es intraperitoneal, así como el apéndice vermiforme. El colon ascendente se adosa a la pared posterior y se hace secundariamente retroperitoneal. En la base del hígado, el colon cambia de dirección en la flexura cólica derecha y se hace colon transverso, que pende con una longitud variable, unido a la pared abdominal posterior por el mesocolon transverso. Vuelve a cambiar de dirección en la flexura cólica izquierda, y pasa a colon descendente, que también está adherido a la pared abdominal posterior.

La válvula ileocecal del íleon (intestino delgado) pasa el material al intestino grueso por el ciego. El material pasa a través de las porciones ascendentes, descendentes y transversas, y el sigmoide del colon y finalmente al recto. Desde éste los desechos se expulsan del organismo.

El intestino grueso procede embriológicamente de la parte del asa intestinal primitiva que sufre menor número de flexuras. Al completar el intestino un giro positivo de 270° (contrario a las agujas del reloj) en torno al eje de la arteria mesentérica superior, el comienzo del intestino grueso se encuentra en la fosa ilíaca derecha. Teniendo en cuenta que existe un punto fijo (la cloaca primitiva que posteriormente originará el ano), el recorrido que hace el intestino primitivo dibuja perfectamente el futuro marco cólico del adulto. El marco cólico encuadra las asas yeyunales e ileales, que tienen situación inframesocólica.

No presenta glándulas, ni vellosidades, ni pliegues circulares. Presenta, en la túnica serosa, evaginaciones. Una evaginación llena de tejido adiposo constituye un apéndice omental.

En el intestino grueso hay una gran cantidad de exocrinocitos caliciformes. Las poblaciones celulares epiteliales son las mismas del intestino tenue, y las neuronas estrelladas eferentes multipolares heterópodas forman parte de los ganglios intraparietales parasimpáticos.

Función

A pesar de las diferencias entre los aparatos digestivos de los diferentes vertebrados, sus funciones principales son las de almacenar residuos, extraer agua, mantener el equilibrio de hidratación y absorber algunas vitaminas.

Toma el alimento digerido (quimo) del intestino delgado y termina el proceso de absorción. La principal función del colon es convertir el quimo en heces para ser excretadas. Durante este proceso el colon absorbe agua del quimo, cambiando su estado de líquido a sólido. Miles de millones de bacterias dentro del colon sintetizan las vitaminas K y B, así como gases hidrógeno, (dióxido de carbono), sulfuro de hidrógeno y metano.

La fibra tiene una función muy importante en el intestino grueso porque ayuda a retener el agua en este. El agua es usada para hacerla más suave y heces más formadas provocando a los músculos del colon a movilizar las heces hacía el recto. Al no ser defecadas las heces, cuando es necesario, el colon continua absorbiendo agua, volviéndolas duras y causando estreñimiento. Las bacterias presentes en el intestino grueso son capaces de degradar algunas fibras.

El alimento por lo general pasa más tiempo en el colon que en ningún otro sitio del tubo digestivo, y este tiempo puede variar dependiendo del tipo de alimento y de cada persona. En el colon puede permanecer aproximadamente de 9 horas a varios días.

En el colon predominan las bacterias comensales que sintetizan vitamina K y ácido fólico como: E. Coli, enterobacteraerogenes, streptococcus faecalis, clostridium perfringens.

La flora del intestino grueso colabora en la conversión del almidón y sus derivados a d-glucosa para que ésta sea absorbida. En el proceso libera metano CH_4 (en forma gaseosa), el cual se absorbe en función a las necesidades fisiológicas como cadenas de ácidos grasos.

El colon se divide en varios segmentos:

Colon ascendente o hacia la derecha: es la primera parte del colon y se extiende desde el ciego al ángulo hepático, que da lugar al colon transverso. Está compuesto de una capa mucosa, una submucosa, rica en estructuras vasculares y nerviosas; una musculatura lisa de dos capas, una interna cuyas fibras tienen una disposición circular, y otra externa cuyas fibras están en disposición longitudinal. Finalmente, el peritoneo es un envolvente seroso, el tejido que recubre la pared abdominal y cubre la mayor parte de los órganos en el abdomen. Un líquido, fluido peritoneal, lubrica la superficie de este tejido.

El colon ascendente se extiende desde el ciego hasta la flexura cólica derecha (impresión cólica en la cara inferior del hígado, formándose el ligamento hepatocólico). Se relaciona con las asas de intestino tenue, riñón derecho, y porción descendente del duodeno, además de las estructuras musculares de la pared posterior: psoas, cuadrado lumbar, transverso del abdomen, nervio femoral, íleo-hipogástrico, íleo inguinal, vasos gonadales, arteria ilíaca interna.

El **colon transverso** está localizado en el ángulo hepático, anterior al riñón derecho y el duodeno, y posterior a la vesícula biliar y el lóbulo hepático derecho. Sigue al colon ascendente y da al colon descendente. El ángulo entre el ascendente y dos puntos transversales es el cólico ángulo recto y el ángulo entre la transversal y dos puntos descendentes, es la flexura esplénica.

Sus dos extremos forman dos flexuras que se llaman: Flexura cólica derecha, siendo la unión del colon ascendente con el colon transverso. Flexura cólica izquierda, siendo la unión del colon transverso con el colon descendente.

Retenido por el mesocolon transverso y su borde de inserción pasa a lo largo de la cabeza y cuerpo del páncreas. Su fusión con el omento mayor determina sus relaciones anatómicas con: hígado, estómago, porción descendente del duodeno, páncreas, bolsa omental, bazo. Un repliegue de peritoneo, el ligamento frenocólico, une el diafragma con la flexura cólica izquierda.

El colon transversal tiene una posición horizontal, frente a la tercera vértebra lumbar. Es retenido por el mesocolon transversal, lo que asegura su inervación y la vasculatura mediante la arteria mesentérica superior durante parte de su lado derecho, y por la arteria mesentérica inferior para el resto.

El **colon descendente**, cubierto anterior y lateralmente por el peritoneo y que, por lo general no tiene mesenterio. Es seguido por el colon transverso y el colon sigmoide. El ángulo entre la transversal y dos puntos descendentes, es la flexura esplénica.

Posee unas relaciones muy parecidas a las del colon ascendente en cuanto a la pared abdominal. Progresivamente se inclina hacia la línea media para continuarse con el colon sigmoideo, especie de "S" que hace el colon antes de continuarse con el recto a nivel de S3. El colon sigmoideo tiene su mesocolon, con vértice hacia la bifurcación de la arteria ilíaca común izquierda. De ahí se bifurca en dos partes para cada una de las curvas del colon sigmoideo. El mesocolon sigmoideo se relaciona por detrás con órganos de la cavidad pélvica, el uréter, el músculo piriforme y la arteria ilíaca interna.

Tiene una posición vertical, a la izquierda de la persona. No se moviliza, a diferencia de los dos puntos transversales, y está vascularizado por la arteria mesentérica inferior. Está relacionado con la glándula suprarrenal izquierda, riñón izquierdo, vasos gonadales izquierdos y los nervios iliohipogástrico e ilioinguinal.

El colon transverso y el ascendente, se derivan de la misma estructura embrionaria: el intestino medio.

El **colon sigmoide** o colon pélvico, es un bucle entre la fosa ilíaca izquierda del abdomen y la pelvis, continuación del colon descendente en la parte superior, y está conectado al recto a continuación. Se vasculariza por las arterias sigmoideas de la arteria mesentérica inferior.

Se llama así "sigmoide" por la forma de S. El colon sigmoide se une al recto, y éste desemboca al canal anal.

A nivel de la cresta iliaca el colon descendente se convierte en colon sigmoides y empieza a tener mesenterio. Está subdividido en porción iliaca y pélvica. La iliaca se fija a fosa iliaca izquierda, sin mesenterio y la pélvica, en forma de omega, se fija a la pared pélvica por el mesenterio, movible. Termina en la unión recto-sigmoidea.

Apéndice vermiforme: es un divertículo u órgano vestigial que aparece en el intestino grueso (sector del ciego), sumamente infiltrado por células linfoides. Su longitud es variable (2-15 cm, como promedio 9 cm), así como su posición en el abdomen que depende en gran medida de la amplitud del mesoapéndice. Es de gran interés el diagnóstico por la frecuencia con la que se inflama, dando lugar a la apendicitis aguda y si derrama su contenido a la cavidad abdominal, se vuelve peritonitis.

Aunque no tiene funciones digestivas admitidas, quizá sea un reservorio, es un sitio donde se cumplen respuestas inmunes.

El apéndice está situado a 3 cm por debajo de válvula ileocecal y tiene entre 8 y 10 cm de longitud. Su misión es actuar de depósito de partículas difíciles de eliminar, aunque también forma parte del sistema linfático.

Ciego y papila ileal: Parte del peritoneo del íleo distal se une al ciego y colon ascendente formando el pliegue ileocecal superior. El pliegue ileocecal inferior se presenta debajo del apéndice. Esto da lugar a la formación de la fosa ileocecal inferior y superior.

Es casi siempre intraperitoneal. En su continuación a colon ascendente pasa de intra a retroperitoneal. Por ello se forman unos recesos en el arranque del mesoapéndice y unión ileocecal. La papila ileal está en el sitio por el que el íleon terminal va a desembocar en el ciego. Esta desembocadura se realiza por medio de una abertura longitudinal rodeada de músculo circular (el longitudinal se continúa directamente con el colon ascendente y el ciego). Su función es posiblemente retrasar el progreso del contenido intestinal hacia el intestino grueso.

Misión del colon

Si bien existen diferencias importantes entre los dos puntos de los diferentes organismos, su papel es principalmente para almacenar los residuos, recuperar el agua, mantener el equilibrio de líquidos y absorber ciertas vitaminas, como la vitamina K.

Antes de que el quimo (líquido que se encuentra en el estómago antes de la válvula pilórica y la entrada del duodeno) alcance el colon, los nutrientes y aproximadamente el 90% del agua se han sido absorbidos por el cuerpo. En este nivel, algunos electrolitos tales como sodio, magnesio y cloro, así como fibras dietéticas no absorbibles permanecen en su lugar. Anteriormente, en el intestino delgado se ha finalizado la digestión del quimo y se han absorbido los macronutrientes (carbohidratos, proteínas y grasas) y la mayoría de los micronutrientes. Los productos absorbidos van a un sistema de venas comunicadas con las vellosidades intestinales que lo conducirán a todas las células del cuerpo. Además, conduce el sobrante de la comida que el cuerpo no necesita al intestino grueso.

Mientras el quimo continúa su camino por el colon, la mayor parte del agua residual es absorbida y luego se mezcla con el moco y la flora intestinal o microbiota, y se convierte en la materia fecal. Las bacterias rompen algunas fibras de la alimentación, produciendo de este modo acetato, propionato y butirato como residuos, que a su vez son utilizados como nutrientes por las células del colon. Este es un ejemplo de relación simbiótica que proporciona un centenar de calorías diarias para el cuerpo.

En el colon, el pH oscila entre los límites normales de 4,5 y 7,5 en los adultos, se completa la absorción de agua y electrolitos bajo el control del sistema nervioso y hormonal. El sistema nervioso controla las secreciones a través de la digestión y el sistema endocrino, el cual está implicado en la producción de la hormona aldosterona, que promueve la eliminación del potasio y la absorción de sodio.

CAPÍTULO 2

INVESTIGACIONES

El papel del colon es absorber el agua y entregar las heces al recto, desde donde se puede evacuar de una manera cómoda. El estreñimiento puede surgir de trastornos del tránsito a lo largo del colon o de trastornos de la evacuación desde el recto a través del ano. Existen pruebas para evaluar cada uno de estos componentes fisiológicos, aunque ninguna ideal.

Muchos ensayos para la evaluación del estreñimiento primario se realizan en la práctica clínica; sin embargo, a menudo no son reveladores y, por tanto, no son muy útiles para reconocer que existan anomalías fisiológicas apreciables en el estreñimiento primario crónico. Por lo tanto, a menudo es apropiado un ensayo terapéutico de fibra con o sin laxantes simples, y será suficiente después de la historia inicial y el examen físico. Si tiene éxito, puede ofrecer tranquilidad al paciente y al médico, y evitar la necesidad de realizar investigaciones adicionales.

El Colegio Americano de Gastroenterología del Grupo de Trabajo sobre Constipación Crónica dijo: "no respaldamos el uso rutinario de una batería de pruebas diagnósticas... y reconocemos que hay pruebas inadecuadas para el enfoque diagnóstico apropiado a pacientes con síntomas de estreñimiento crónicos".

El consenso de la Asociación Canadiense de Gastroenterología sobre el estreñimiento crónico acordó que "las pruebas para descartar la enfermedad orgánica deben hacerse en base a la gravedad de los síntomas, el impacto en la calidad de vida del paciente y la presencia de factores de riesgo o características de alarma obtenidos de la historia y el examen físico".

Según el patrón de motilidad, el estudio de tránsito del colon incluye tránsito lento, tránsito normal o defecación obstruida, con una distribución del 13%, 59% y 25%, respectivamente.

Muchos han utilizado el tiempo de tránsito del colon como punto de diferenciación inicial, lo cual requiere, por supuesto, una medida del tránsito del colon usualmente usando marcadores radiopacos y una posterior radiografía abdominal cronometrada. A partir de esto, los individuos pueden separarse en aquellos con tránsito normal del colon, tránsito lento o defecación disinérgica, es decir, trastornos del movimiento de las heces por el colon o evacuación desordenada. Desafortunadamente, hay una cierta superposición en la distribución de estos subtipos, por ejemplo, muchos pacientes con defecación disinérgica también demostrarán tránsito lento.

Los trastornos de la evacuación de las heces del recto aparecen bajo una terminología compleja que incluye defecación disinérgica, disfunción del suelo pélvico, anismo, disquemia, retraso en la salida u obstrucción de la salida y abarca una serie de enfermedades.

Las características clínicas de la defecación disinérgica son prolongadas y excesivas, lo que frecuentemente lleva a que se aplique una presión vaginal o perianal para facilitar la evacuación.

La defecación normal requiere coordinación entre la detección rectal de la acumulación de heces con el aumento de la presión rectal y posterior relajación del piso pélvico y del esfínter anal, junto con la interpretación personal de la aceptación social para asistir al baño o pasar las heces. Los componentes anorrectales pueden ser medidos usando manometría anorrectal, pero están limitados por los efectos potenciales de problemas extracolónicos, incluyendo abuso sexual y angustia psicológica, junto con problemas de confort del paciente que acompañan al desempeño de estas pruebas. Un estudio encontró que hasta el 50% de los pacientes con estreñimiento refractario estudiados de manera prospectiva, demostraron evidencia de defecación obstructiva.

Por lo tanto, el valor y la elección de la prueba siguen siendo poco claros en la mayoría de los pacientes con estreñimiento idiopático crónico.

Estadísticas

El estreñimiento es más común en las mujeres, sin embargo los hombres también sufren de ello, y es posible que más de 4 millones de estadounidenses sufran de estreñimiento cada año. Los gastos en laxantes llegan a los 725 millones de dólares cada año.

Un estudio de 2015 señaló que el número de personas que acudían a las salas de emergencia de EE.UU. por motivos de estreñimiento pertinaz, ha ido en aumento. Y también lo ha hecho el costo de esas visitas, que alcanzaron los 1.600 millones de dólares en 2011. Y a largo plazo, estos síntomas podrían llegar a ser mucho peor: desarrollar hemorroides, prolapso rectal e incluso fisuras anales.

¿Qué es el estreñimiento?

A medida que comemos, nuestro sistema digestivo transformará los alimentos para que el cuerpo pueda absorber todos los nutrientes y el agua. Sin embargo, el sistema digestivo no puede romper todos los alimentos y esta es la causa principal de la obstrucción. Una vez que las heces se han formado, los músculos del intestino trabajarán para empujar las heces a través del colon y hacia fuera a través del recto. Todo este proceso debe ser fácil y natural.

Pero, cuando hay estreñimiento, los músculos que trabajan para empujar las heces a través de los dos puntos no son eficaces y esta falta de rendimiento se traducirá en movimientos irregulares del intestino que hará que las heces pasen a ser duras y secas. Y así no hay manera de evacuarlas.

Diferentes tipos

El término "estreñimiento" es un término que cubre dos tipos diferentes, aunque muchas personas no saben que hay más de un tipo de estreñimiento, por lo que es una buena idea familiarizarse con ellos.

Estreñimiento orgánico

El estreñimiento orgánico ocurre cuando ha habido un cambio en el cuerpo. Este tipo de estreñimiento debe ser visto por un médico y no es tan común.

Estreñimiento funcional

El estreñimiento funcional ocurre por no comer bien, no beber suficiente agua, tener niveles altos de estrés y llevar un estilo de vida inadecuado.

Estreñimiento crónico:

Algunas definiciones de estreñimiento crónico incluyen consideraciones etiológicas tales como estreñimiento secundario a medicamentos y / o enfermedades neurológicas o sistémicas aunque, más comúnmente, el estreñimiento crónico se considera primario o idiopático.

Estreñimiento secundario:

Hay que descartar algunas causas previamente consideradas de estreñimiento crónico, como un colon alargado -pero no dilatado-, o el uso crónico de laxantes.

La mayoría de las veces, las personas simplemente saben cuando están sufriendo de estreñimiento, pero para clasificarlo como tal, deben existir unos síntomas concretos:

1. Menos de tres deposiciones en una semana

2. Las heces son duras, secas y posiblemente en forma de bultos

3. Es difícil y tal vez incluso doloroso, evacuar las heces

4. Se requiere esfuerzo intenso al intentar pasar las heces

5. Se tiene la sensación de que no haber vaciado los intestinos después de pasar las heces.

Causas

Las causas suelen ser básicamente tres: beber

poca agua, no tomar alimentos ricos en fibra y no acudir al servicio al menos una vez al día. También se ha demostrado que el estreñimiento pertinaz en los niños pequeños y adolescentes tiene relación directa con el consumo de leche y lácteos; cuando éstos disminuyen, la enfermedad desaparece.

El estreñimiento puede ser de diferentes tipos:

Constipación ocasional,

estreñimiento crónico,

estreñimiento relacionado con el viaje,

o relacionado con la edad.

Pero, además de esto y el embarazo, otros factores pueden desencadenar la enfermedad:

1. Cambio en la dieta

Puede estar comiendo más grasa en los alimentos de lo habitual,

o puede haber comenzado un nuevo programa de pérdida de peso.

2. Falta de líquidos

Cuando no se bebe suficiente agua durante días, llega el estreñimiento. También hay que tener en cuenta que las bebidas artificiales no cuentan como fluidos, porque en realidad desencadenan estreñimiento en lugar de evitarlo.

3. La falta de ejercicio o un estilo de vida sedentario que podrían ralentizar el metabolismo. Esto podría dificultar la digestión y hacerla lenta.

4. Medicamentos

Ciertos tipos de analgésicos o medicamentos pueden detener el peristaltismo y causar estreñimiento. Incluso las vitaminas y suplementos de hierro podrían crear un problema.

Habitualmente el estreñimiento está ocasionado por comer demasiados alimentos procesados en la dieta. Estos alimentos por lo general tienen demasiadas calorías, pero el valor nutritivo es pequeño, por lo que al sistema digestivo le resulta difícil romper los alimentos que le llegan, debilitando poco a poco la pared del colon, lo que hará difícil empujar las heces hacia fuera.

Debido a que los alimentos procesados son difíciles de empujar a través del colon, los músculos del intestino comenzarán a cansarse y, finalmente, renuncian por completo. Esto ocasionará el estreñimiento

¿Puede el estreñimiento ser grave?

No mucha gente se da cuenta de que el estreñimiento puede ser bastante perjudicial para su salud. Además de ser muy letárgico e incómodo, puede ser más serio que eso. Si continúa teniendo estreñimiento y no pasan las heces, entonces ciertamente podría conducir a condiciones médicas más serias.

Si el cuerpo no se está deshaciendo de los alimentos desperdiciados para la producción de las heces, entonces todas esas toxinas, gérmenes dañinos y células muertas, se quedarán dentro del cuerpo y causarán daño.

Piense en lo que ocurriría si la bolsa de desperdicios de comida la dejase en su casa durante días, una y otra vez. Si el alimento perdido se deja en descomposición en el cuerpo, entonces los problemas habituales serán:

1. Impactación fecal

2. Varices

3. Hemorroides

4. Fisura anal

5. Prolapso rectal

6. Enfermedad diverticular

7. Intoxicación general

CAPÍTULO 3

DIAGNÓSTICO Y PRUEBAS

Aunque el estreñimiento crónico es una queja común, no hay marcadores biológicos ideales para su diagnóstico. El diagnóstico se basa en la percepción individual del paciente o en criterios clínicos desarrollados por consenso de expertos y aunque en ocasiones se comienza una investigación, a menudo no es necesaria. No obstante, se suele hacer para confirmar la ausencia de una enfermedad subyacente primaria, diferenciando o definiendo una alteración en la motilidad del colon o identificando un trastorno de evacuación anorrectal.

El estreñimiento crónico es un problema corriente, y no existe realmente una causa biológica determinante para el diagnóstico, que es efectuado por el propio paciente en el 90% de los casos. Aunque se pueden realizar multitud de exámenes, suelen ser molestos e inútiles y solamente confirman que hay un problema en la evacuación anorectal. El interrogatorio es más importante que las pruebas.

Aunque el estreñimiento es una preocupación muy común, lo suelen resolver habitualmente los farmacéuticos y los especialistas en medicinas alternativas, evitando así gastos innecesarios a los organismos de sanidad oficiales.

Criterios de diagnóstico

El Colegio Americano de Gastroenterología y Constipación Crónica, definió el estreñimiento crónico como "defecación insatisfactoria caracterizada por heces poco frecuentes, paso de heces difíciles o ambos, al menos durante los 3 meses anteriores". El paso difícil de las heces incluye esfuerzo, sensación de dificultad para pasar las heces, evacuación incompleta, heces gruesas, tiempo prolongado en las heces o necesidad de maniobras manuales para pasar las heces".

Escala Bristol Stool

Un grupo de consenso canadiense definió el estreñimiento crónico como "basado en síntomas que incluía menos de 3 heces por semana, forma de heces mayormente duras o grumosas, y difícil paso de heces (necesidad de esfuerzo o evacuación incompleta) durante más de 6 meses".

Evaluación

Una cuidadosa historia y examen físico son los más importantes en la evaluación de un paciente que se queja de estreñimiento. La historia debe incluir una comprensión de la percepción del paciente de su hábito intestinal actual en comparación con el pasado, tal vez ayudado por un diario de dos semanas de heces que incluiría la frecuencia de heces, el carácter o la forma, y el paso de las heces. El uso de la Escala Bristol Stool puede servir como plantilla para describir la forma de heces, cantidad, tipo, dosis y duración de laxantes que se han utilizado. Es útil para entender las preocupaciones y expectativas que el paciente tiene sobre sus intestinos, y qué metas tienen, aunque muchos simplemente buscan tranquilidad.

Los siete tipos de materia fecal son los siguientes:

Tipo 1: trozos duros separados, como avellanas, que pasan con dificultad.

Tipo 2: como una salchicha compuesta de fragmentos.

Tipo 3: con forma de salchicha con grietas en la superficie.

Tipo 4: como una salchicha o serpiente, lisa y suave.

Tipo 5: bultos blandos con bordes definidos, que pasan con facilidad.

Tipo 6: fragmentos blandos con bordes irregulares y consistencia pastosa.

Tipo 7: acuosa, sin pedazos sólidos, totalmente líquida.

Los tipos 1 y 2 indican estreñimiento; los 3 y 4 son heces ideales, especialmente el 4, ya que son los más fáciles de defecar; los tipos 5, 6 y 7 tienden a la diarrea o el cólera.

Se requiere una búsqueda de características de "alarma", tales como pérdida de peso no intencional, sangrado rectal o nueva aparición de síntomas, especialmente después de los 50 años de edad. La historia debe incluir un historial de fármacos, prescritos y sin receta, y una revisión de trastornos sistémicos o neurológicos que pueden estar asociados con el estreñimiento. La historia también debe ayudar a diferenciar el SII del estreñimiento crónico, con el primero típicamente incluyendo estreñimiento alternando con diarrea y, lo más específicamente, incluyendo el dolor asociado con evacuaciones.

Trastornos neurológicos asociados

Los enfermos de **parkinson** u otro síndrome similar, presentan los llamados síntomas no motores entre ellos la alteración del sistema gastrointestinal, provocando una mala calidad de vida. Los pacientes reciben tratamiento con L-dopamina o agonistas dopaminergicos, apreciándose una mejora de la misma durante los periodos en "on".

Algo parecido pasa con la sialorrea y con el estreñimiento, tan frecuentes en estos pacientes en fases medias y avanzadas de la enfermedad. En algunas localizaciones, el acúmulo de cuerpos y de neuronas de Lewy ocurre de forma precoz, por lo que se cree que estarían en relación con el estreñimiento y del retraso del vaciado gástrico. También se ha demostrado la pérdida de las neuronas dopaminérgicas en el colon de los pacientes.

Los pacientes con **esclerosis múltiple** presentan entre sus complicaciones las alteraciones intestinales. El estreñimiento que ocurre en un 35 a 54% de los casos, puede estar motivado por un tránsito colónico enlentecido o una función rectal anormal.

Además pueden presentar incontinencia entre un 29 a 51% de los casos, pueden tener una sensación disminuida o una debilidad del esfínter anal. Esta sintomatología se explica tanto por su enfermedad, como por los efectos secundarios de la medicación que se utiliza.

Las complicaciones intestinales en los pacientes con **infarto cerebral** son como consecuencia del propio ictus, así la disfagia aparece por alteración focal cerebral, con la consecuente apraxia o por la afectación de pares bajos, y otras veces la causa de estas alteraciones es por el encamamiento progresivo como ocurre en el estreñimiento.

Independientemente de la relación que puedan tener con la enfermedad inflamatoria intestinal, la **miositis** tiene manifestaciones gastrointestinales. Entre ellas la disfagia tanto para sólidos como para líquidos, existe una afectación del esfínter esofágico, y debilidad para propulsar el bolo alimenticio; además se acompaña de voz nasal, regurgitación, y ronquera.

Uno de los **síndromes paraneoplásicos** que cursan con clínica digestiva es la pseudo obstrucción gastrointestinal crónica, con un estreñimiento persistente y distensión abdominal por afectación del plexo mientérico.

La **neuropatía autonómica** cursa con hipotensión ortostática, y síntomas gástricos e intestinales, con alteraciones en la sudoración, y disfunción vesical, y en los hombres con impotencia.

La **encefalopatía mitocondrial**, está asociada con pseudo obstrucción intestinal crónica con miopatía y oftalmoplejia.

PRUEBAS

El intestino grueso se puede explorar mediante: enema opaco, endoscopia (rectoscopia, rectosigmoidoscopia o sigmoidoscopia y colonoscopia), tomografía axial computarizada.

Examen

El examen físico debe incluir la palpación del abdomen en busca de heces palpables indicando carga fecal. Un examen rectal cuidadoso es crítico para identificar pruebas de enfermedades anales tales como estenosis, fisuras, inflamación, rectocele o masas. Los trastornos neurológicos pueden manifestarse como un anus abultado o patulador o una sensación perianal reducida. El fracaso del descenso perineal cuando el paciente se inclina, sugiere disfunción del suelo pélvico.

A partir de la historia y el examen físico, por lo general se puede identificar o sospechar de aquellos con nueva aparición o estreñimiento secundario debido a los medicamentos, y / o enfermedades neurológicas o endocrinológicas, IBS (síndrome del colon irritable) o aquellos con patología obstructiva como el cáncer. El resto sería diagnosticado con estreñimiento primario o de causa desconocida (idiopático).

Hay que comprobar la función tiroidea en suero, glucosa, electrolitos y calcio, recuento sanguíneo completo y análisis de orina, aunque no hay nada que determine el origen del estreñimiento crónico.

Endoscopia

En ausencia de características de alarma, tales como sangrado o estreñimiento de nueva aparición, no hay un mejor diagnóstico que con el uso de sigmoidoscopia flexible o colonoscopia, más allá de lo que se esperaría en individuos asintomáticos sometidos a pruebas de detección de cáncer colorrectal.

Sin embargo, se puede considerar adecuado efectuarlas en pacientes de edad aquejados de estreñimiento, como se harían en individuos asintomáticos.

Pruebas radiológicas

Radiografía abdominal simple:

A pesar del uso común de las radiografías abdominales simples para evaluar la "carga fecal", no hay literatura que lo apoye. De hecho, no hay una medida estándar de una carga fecal "normal" con la cual comparar.

Enema de bario:

No hay literatura actual que apoye el uso de enemas de bario en el estudio o evaluación de pacientes con estreñimiento crónico. En la actualidad, son raramente realizados y han sido reemplazados por endoscopia o colonografía de tomografía computarizada, donde hay una necesidad de descartar la patología obstructiva dentro del colon.

Ecografía endoscópica:

Aunque es útil para evaluar la integridad del esfínter anal y el espacio extrarrectal o presacral, todavía no ha encontrado un lugar en la evaluación del estreñimiento.

Defecografía:

Este examen, que no suele realizarse en la práctica clínica debido al malestar del paciente y la falta de técnicas o medidas estandarizadas, está diseñado para revelar variaciones anatómicas en el anorectum que podrían contribuir al estreñimiento del retraso de salida. La pasta de bario se coloca en el recto para imitar la consistencia natural de las heces y se observa fluoroscópicamente para ser pasado por el paciente en una cómoda especialmente diseñada y accesible fluoroscópicamente. Durante este proceso se pueden tomar varias medidas del movimiento del suelo pélvico y del recto. En particular, esta prueba debe demostrar la "apertura" normal del ángulo anorrectal y el descenso adecuado del suelo pélvico durante el acto de defecación. La ausencia de estos cambios sugiere defecación disinérgica cuando existe un problema con la forma en que ciertos nervios y músculos funcionan en el suelo pélvico. Se caracteriza por una descoordinación entre las contracciones abdominales y la función del esfínter anal, incluyendo una relajación incompleta del esfínter anal interno y una contracción paradójica de la musculatura estriada esfinteriana durante los esfuerzos defecatorios excluyendo causas anatómicas rectoanales. Su único uso es definir la anatomía anatómica y funcional del anorecto después de que la defecación disinérgica ya está identificada, y no debe utilizarse como prueba inicial o única en la evaluación del estreñimiento.

Imagen de resonancia magnética

Similar a la ecografía endoscópica, la resonancia magnética es inestimable en la evaluación de los planos del tejido perirrectal, aunque no es útil o fácilmente disponible para evaluar el estreñimiento funcional.

Pruebas fisiológicas

Estas pruebas son las únicas investigaciones que realmente intentan medir el movimiento fisiológico de las heces en el colon y el recto.

Estudio de tránsito de colon:

Mientras consume una dieta rica en fibra y evita los laxantes, un individuo traga varios marcadores radiopacos que se siguen a través del colon con rayos X. La prueba más simple, que requiere la menor exposición a la radiación, consiste en ingerir una cápsula que contiene los 24 marcadores (esto se puede hacer introduciendo 24 cortes de 2 mm a 3 mm de una sonda nasogástrica radiopaca en cápsulas de gelatina) y obtener una radiografía abdominal después de seis días. Con 'tránsito normal', menos de cinco marcadores permanecerán en el colon; con "tránsito lento", seis o más marcadores permanecerán y estarán dispersos por todo el colon. El tercer patrón, indicando defecación disinérgica o retraso de salida, se revelará mediante la búsqueda de seis o más marcadores agrupados en el rectosigmoide.

Aunque es una prueba simple y relativamente barata que se realiza ampliamente, los estudios con marcadores radiopacos tienen limitaciones. Primero, miden el tránsito oral-anal total, no sólo el tránsito del colon. En segundo lugar, la definición de "normal" se basa en un número limitado de sujetos sanos estudiados, con una amplia gama de resultados que no están bien normalizados. Una revisión demostró una baja reproducibilidad para estas pruebas, especialmente en pacientes con tránsito lento o defecación disinérgica en comparación con aquellos con tránsito normal, lo que indica baja especificidad.

Manometría:

Esta técnica es también una medida directa de la función fisiológica, pero sólo dentro del recto, y permite evaluar el cumplimiento rectal, la sensación rectal y la presencia de reflejos anorrectales. Por lo tanto, su objetivo es la confirmación y evaluación de la demora de salida o defecación disinérgica. Su mayor valor está en descartar la enfermedad de Hirschsprung (obstrucción del intestino grueso). Una revisión sistemática más reciente, subrayó la escasa sensibilidad para la manometría anorrectal y la falta de normas claras y la definición de la defecación disinérgica.

Expulsión por globo:

Descrita por primera vez en 1985, esta prueba cronometrada evalúa la capacidad del paciente para expulsar un objeto de tamaño estándar - normalmente un globo lleno de líquido de 50 ml- procedente del recto. El globo se puede pasar generalmente en 3 minutos; la imposibilidad de hacerlo sugiere una defecación disinérgica. Hay una variedad de protocolos para este procedimiento, pero está limitado por la vergüenza del paciente y su desempeño habitual en la posición de decúbito lateral izquierdo, que está muy alejada de la posición sentada habitual para la defecación.

41

La falta de estandarización sigue siendo una debilidad de esta prueba.

Escintigrafía:

Esta prueba utiliza la medicina nuclear y la medición del tránsito de heces radiomarcadas a través del colon. Rara vez se realiza fuera de un entorno de investigación y, por lo tanto, no es una prueba clínicamente práctica o disponible para la mayoría de los médicos.

Conclusión a las pruebas

El estreñimiento crónico es un problema común que puede ser agudo o crónico. Se han utilizado muchas definiciones y puede ser idiopática o primaria, o secundaria a una variedad de trastornos médicos o metabólicos. La historia y el examen físico son los enfoques iniciales más importantes para la evaluación de los enfermos. En ausencia de características de alarma o sugerencias de un trastorno asociado, un ensayo terapéutico con agentes de volumen o laxantes simples es un primer paso apropiado. Las investigaciones diagnósticas se pueden realizar de una manera selectiva dirigida a definir la naturaleza del tránsito a través del colon, o la evacuación a través del anorectum, o confirmar la ausencia de una enfermedad primaria que conduce a los síntomas del estreñimiento.

CAPÍTULO 4

ENFERMEDADES ANEXAS

Trastornos anatómicos

Los problemas anatómicos del tracto GI inferior son defectos estructurales que se desarrollan antes del nacimiento y que se conocen como anomalías congénitas. Otros problemas anatómicos pueden ocurrir en cualquier momento después del nacimiento, desde la infancia hasta la adultez e implicar partes de órganos que están en el lugar equivocado, en forma anormal o incorrectamente conectadas a otros órganos.

Enfermedad de Hirschsprung

Los bebes con problemas para vaciar los intestinos a veces tienen un problema denominado enfermedad de Hirschsprung. El tratamiento para esta enfermedad casi siempre requiere cirugía. Afortunadamente, la mayoría de los niños que se someten a la cirugía se curan por completo y pueden pasar deposiciones normalmente.

La enfermedad de Hirschsprung afecta al colon de los recién nacidos, los bebés y los niños pequeños. La enfermedad, que evita que las deposiciones pasen a través de los intestinos debido a la falta de células nerviosas en la parte inferior del colon, es causada por un defecto de nacimiento. La mayoría del tiempo, los problemas con la defecación comienzan en el nacimiento, si bien en algunos casos menos severos, los síntomas pueden aparecer meses o años después.

La enfermedad de Hirschsprung puede causar constipación, diarrea y vómitos, y a veces, conlleva complicaciones graves del colon, como enterocolitis y megacolon tóxico, que pueden ser mortales. La causa es que los ñinos afectados carecen de los nervios adecuados en toda la sección del colon. Esto evita que el colon se relaje, lo que puede causar un bloqueo del material digerido y puede dificultar el paso de las heces.

Puede afectar el intestino grueso entero, lo que se denomina enfermedad de segmento largo, o al segmento corto del colon al recto (enfermedad de segmento corto). Es más común que las células nerviosas dejen de desarrollarse más cerca del recto, debido a que las células uterinas se desarrollan en un trayecto que comienza en la parte superior del intestino y terminan al final, cerca del recto.

Los niños con el síndrome de Down y enfermedades cardíacas genéticas tienen mayor el riesgo de la enfermedad de Hirschsprung.

Enfermedad de Crohn

Es una entidad crónica, recidivante, de etiología y patogenia desconocida, que afecta desde la boca hasta el ano, con preferencia la región ileal, y abarca todas las capas de la pared intestinal (transmural), con presencia o no de granulomas no caseosos. Según la localización de la enfermedad, se presentan los síntomas y signos; la diarrea y el dolor en la fosa ilíaca derecha son los más frecuentes.

La incidencia de la enfermedad de Crohn oral es del 6 al 20 %, lo cual está muy relacionado con la actividad y el tiempo de evolución de la enfermedad. Se presenta con mayor frecuencia en pacientes jóvenes con edad promedio de 22 años.

Fístula

Una fístula es un paso anormal, o túnel, entre dos órganos -llamado una fístula interna- o entre un órgano y el exterior del cuerpo -llamada fístula externa-. En el tracto gastrointestinal inferior pueden producirse fístulas internas y externas. Las fístulas pueden desarrollarse durante la gestación o a cualquier edad después del nacimiento. Las fístulas que se desarrollan durante la gestación son más comunes en los niños que en las niñas.

Las fístulas pueden ocurrir como resultado de:

Complicaciones después de la cirugía, siendo la causa más común.

Enfermedad de Crohn, una enfermedad inflamatoria intestinal crónica que puede afectar cualquier parte del tracto gastrointestinal.

Diverticulitis, una inflamación o infección de bolsas pequeñas llamadas divertículos que se crean por hinchazón, puntos débiles en el colon.

Infección

Trauma

Las fístulas externas se pueden encontrar durante un examen físico. Las fístulas internas pueden observarse durante una serie GI superior o inferior, tomografía computarizada o colonoscopia.

Las fístulas internas y externas pueden cerrarse por sí mismas, aunque este proceso puede tardar semanas o meses. Algunas personas pueden necesitar dejar de comer y recibir alimento por vía intravenosa para asegurar una curación adecuada.

Ano imperforado

El ano imperforado ocurre durante la gestación e implica un desarrollo anormal del recto y del ano. Esta condición se traduce en un ano bloqueado o faltante, que permite que poco o nada de las heces pasen del recto. El ano imperforado es poco frecuente y ocurre con mayor frecuencia en los niños que en las niñas.

Pseudo-obstrucción intestinal

La pseudo-obstrucción intestinal es una enfermedad rara con síntomas que se asemejan a los causados por un bloqueo u obstrucción de los intestinos. Sin embargo, cuando un médico examina los intestinos, no siempre encuentra bloqueo. En su lugar, los síntomas se deben a problemas nerviosos o musculares que afectan el movimiento de alimentos, líquidos y aire a través de los intestinos.

Otras enfermedades más comunes, son:

Pólipos: crecimientos de tejidos en el colon generalmente benignos pero que pueden volverse cancerosos.

Colitis ulcerativa: úlceras presentes en el colon y en el recto.

Diverticulitis: inflamación o infección de divertículos –pequeños sacos- en el colon.

Síndrome del intestino irritable: cuadro de síntomas, tales como cambios en los hábitos intestinales, distensión y cólicos abdominales.

Cáncer colorrectal: formación de tumores en el revestimiento del intestino grueso. El riesgo de desarrollarlo aumenta después de los 50 años de edad.

Enfermedad de Parkinson

Numerosos estudios han profundizado en el rol de las bacterias intestinales dentro del funcionamiento del eje intestinal-cerebral, y cómo benefician a la salud mental y psicológica. El intestino, en su conjunto, es denominado ya como nuestro segundo cerebro.

Por ejemplo, cada vez más se reconoce que la ansiedad y la depresión –así como otros trastornos del estado de ánimo- en parte, se encuentran relacionados con un microbioma desequilibrado. Recordamos que este microbioma suele presentar mayor cantidad de genes codificados que el propio genoma, pues mientras que el genoma codifica para aproximadamente 23.000 genes, el microbioma codifica para aproximadamente 3 millones de genes.

Esta interconexión también podría aclarar por qué el estreñimiento crónico está relacionado con una enfermedad neurológica como el Parkinson. En un reciente estudio en ratones, se descubrió que las proteínas implicadas en la enfermedad viajaron desde el intestino hasta el cerebro, a lo largo varias semanas. Estos descubrimientos sugieren que, en algunos casos, la enfermedad de Parkinson podría tener sus orígenes en el intestino.

Según Science News, la alfa-sinucleína sintética -una proteína que se acumula en el cerebro de las personas que padecen

Parkinson- fue inyectada en el estómago y los intestinos de los ratones. Después de siete días, se observaron aglomeraciones de alfa-sinucleína en los intestinos de los animales. Estas aglomeraciones alcanzaron sus máximos niveles después de 21 días. Para entonces, también se observaron cúmulos de alfa-sinucleína en el nervio vago, que conecta el intestino con el cerebro. Sesenta días después de las inyecciones, la alfa-sinucleína se había acumulado en el mesencéfalo, una región llena de células nerviosas que producen la sustancia química mensajera, dopamina. Estas son las células nerviosas que mueren en las personas que padecen Parkinson. Un segundo estudio sugiere que después de llegar al cerebro, la alfa-sinucleína se propaga, en parte, gracias a las células cerebrales llamadas astrocitos, encargadas de almacenar y difundir la alfa-sinucleína entre las células. A medida que las aglomeraciones de alfa-sinucleína se arrastraban lentamente hacia el cerebro, los ratones comenzaron a exhibir problemas de movimiento e intestinales.

La alfa-sinucleína se puede acumular en el intestino por: presencia de bacterias que provoca una acumulación de alfa-sinucleína, exposición a plaguicidas, reflujo ácido, inflamación crónica. Quizá, y esto es ahora una especulación, el aporte cotidiano de lactobacilos y las bifidobacterias procedente de los yogur, altere seriamente el microbioma natural del intestino. Las conclusiones de varios estudios son que "no existen pruebas convincentes de que los probióticos tengan ningún efecto consistente en la flora intestinal fecal de adultos sanos". Es más, estas microbacterias alteran la propia flora intestinal saprofita –la original-, robándola espacio, nutrientes y oxígeno, siendo incapaces de generar nuevas colonias.

CAPÍTULO 5

ESTREÑIMIENTO CRÓNICO

Entre el 15 y el 20 % de la población en general experimenta estreñimiento crónico, caracterizado por heces duras, secas y difíciles de eliminar, y/o con menos de tres deposiciones semanales.

Aunque el estreñimiento temporal podría ser tan solo el resultado de alimentarse deficientemente durante uno o dos días, o también, el estreñimiento del viajero, el estreñimiento crónico ha sido relacionado con otra serie de problemas de salud más graves, incluyendo:

Diverticulitis

Enfermedades renales

Cáncer colorrectal y gástrico

Colitis isquémica

Enfermedad de Parkinson

Causas y Factores de Riesgo

Una serie de factores podrían afectar la consistencia y movilidad de sus heces, lo cual aumenta su riesgo de desarrollar un estreñimiento crónico. Éstas incluyen:

1- A menudo, la deficiencia de las bacterias intestinales beneficiosas, está causada por la falta de fibra alimenticia no absorbible, o quizá, de agua. De igual forma, una alimentación con bajo contenido en fibra hace que los intestinos se vuelvan más vulnerables a las infecciones. La fibra promueve heces más blandas, voluminosas, y ayuda a mantener intactas las paredes intestinales. Solamente la encontrará en los vegetales.

2- Ciertos medicamentos y suplementos (como los antidepresivos, opiáceos, antiácidos, medicamentos para la presión arterial, diuréticos y los suplementos de hierro).

3- Uso excesivo o crónico de laxantes, lo que conlleva a la atrofia del peristaltismo.

4- Una necesidad de evacuación intestinal que es frecuentemente ignorada (por ejemplo, por evitar utilizar baños públicos), o por falta de tiempo.

5- Deshidratación.

6- Deficiencia en magnesio.

7- La equivocada creencia de que no hay que beber agua durante las comidas.

Los siguientes grupos de alto riesgo son más propensos a experimentar un estreñimiento crónico:

1. Mujeres, especialmente durante el embarazo o después del parto. El peso del bebé en desarrollo normalmente se asienta en los intestinos y puede disminuir la motilidad o el movimiento de las heces a través del tracto digestivo. A medida que el movimiento de las heces se ralentiza, el cuerpo extrae una mayor cantidad de agua, lo que causa que las heces sean duras, secas y difíciles de eliminar.

2. Adultos mayores, debido a que tienen un menor nivel de actividad física y a la desaceleración de su tracto digestivo, además de una menor voluntad para beber agua.

3. Las personas que acaban de tener una cirugía y tienen miedo de intentar evacuar. Además, durante un tiempo han reducido su movilidad física, y/o es posible que no consuman una alimentación normal.

Ciertas enfermedades médicas podrían afectar la capacidad que tiene el tracto intestinal para funcionar normalmente, incluyendo:

1. Enfermedades que causan bloqueo, tales como tumores, inflamación o hinchazón, y/o fisura anal.
2. Diabetes.
3. Enfermedades que afectan los nervios intestinales. Lesiones de la médula espinal, cerebrales y derrames cerebrales.
4. Enfermedades que afectan a los músculos para eliminar. Músculos pélvicos debilitados, o que no pueden coordinar la relajación y contracción (disinergia).
5. Enfermedades que ralentizan el movimiento de los intestinos, tales como la neuropatía autónoma y la esclerosis múltiple (EM).

6. Enfermedades que afectan a la producción hormonal, tales como el hiperparatiroidismo y el hipotiroidismo.

7. Síndrome del intestino irritable (SII) y/o enfermedad inflamatoria intestinal (EII).

Problemas del estreñimiento crónico

El colon fue diseñado para contener unos cuantos kilos de heces, pero cuando se padece estreñimiento, podría contener hasta 4,5 kilos de heces duras y secas. El gran volumen de heces, por sí solo, podría estirar el colon, irritar el revestimiento del mismo (la mucosa) y producir toxinas mientras espera ser eliminado.

Además, el estreñimiento crónico podría ocasionar un desgarro anal (fisura anal). Estas fisuras son producidas por un traumatismo en el revestimiento interno del ano.

De igual manera, tratar de eliminar una gran cantidad de heces duras podría ocasionar que algunos de los intestinos sobresalgan por el ano (prolapso rectal), lo que requiere una intervención quirúrgica. También, se podrían agudizar las hernias inguinales por la alta contracción requerida en los músculos abdominales inferiores.

Aplazar la cirugía aumenta el riesgo de un mayor estiramiento del esfínter anal, así como de la porción intestinal que sobresale. El estreñimiento crónico también podría afectar la salud genital y urinaria de las mujeres.

Debido a que el colon y los órganos reproductivos femeninos están estructuralmente cerca, la presión de una gran cantidad de heces en el colon podría ocasionar un prolapso rectal en la vagina, aumentar la posibilidad de que la vejiga no se vacíe completamente, o causar un reflujo de orina desde la vejiga de regreso a los riñones, llamado reflujo vesicoureteral.

Este reflujo produce daño renal permanente y aumenta el riesgo de infecciones renales, igualmente en los hombres. Según una reciente investigación, los hombres y las mujeres que sufrían de estreñimiento tenían, en promedio, un riesgo 13 % más alto de enfermedades renales que las personas que no estaban crónicamente estreñidas. El estudio tuvo un período de seguimiento de siete años. Asimismo, los participantes tuvieron un riesgo 9 % más alto de insuficiencia renal.

En general, el estreñimiento severo produjo un más rápido deterioro de la función renal, aunque el mecanismo exacto no pudo ser determinado.

REMEDIO UNIVERSAL

Hacer las evacuaciones en cuclillas

Esta es la mejor de las recomendaciones. Hay que buscar una posición similar a cuando se hace en una letrina turca (un agujero en el suelo), o cuando lo hacemos en el campo. La posición en el inodoro es poco recomendable, salvo que pongamos los pies en alto, lo que puede hacerse situando unos libros en el suelo.

Estar en cuclillas endereza el recto, relaja el músculo puborectal y permite hacer un completo vaciado del intestino ciego y apéndice sin esfuerzo, lo que evita el estancamiento fecal y la acumulación de toxinas en el tracto intestinal.

Es revelador que las sociedades no occidentalizadas -en las que las personas se ponen en cuclillas- no exista una alta prevalencia de las enfermedades intestinales observadas en los países desarrollados, y en algunas de las culturas que tienen un estilo de vida tradicional, estas enfermedades son poco comunes o casi desconocidas.

CAPÍTULO 6

LAXANTES DE LA FARMACIA

Aunque recomiendo curar el estreñimiento utilizando remedios naturales, creo que es importante entender todas las opciones para que pueda tomar la decisión por sí mismo.

La gente tiende a ir a la farmacia para comprar laxantes porque parecen adecuados y el lugar les ofrece confianza, pero son sólo una cura a corto plazo y no tienen ningún beneficio anexo para la salud. Suelen contener sustancias químicas adversas que pueden causar algunos efectos secundarios como aumento de la sed, somnolencia, náuseas, vómitos y más. Si se utilizan durante un período prolongado, entonces pueden sobreestimular los movimientos peristálticos y con el tiempo atrofiarlos.

Como se mencionó anteriormente, es importante para el cuerpo absorber el agua y los nutrientes de los alimentos consumidos, pero a veces los laxantes de farmacia empujan los alimentos a través del sistema digestivo demasiado rápido, por irritación, lo que significa que el cuerpo no tiene tiempo para absorber los alimentos. La carencia de nutrientes básicos será un problema tan serio como el propio estreñimiento.

Diferentes tipos de laxantes

No todos los laxantes son iguales y la gente no es consciente de ello. Hay cinco tipos diferentes de laxantes, pero el problema es que en ocasiones hay algunos que combinan algunos de estos diferentes tipos y a veces, incluso los cinco. Estos que tienen una combinación de diferentes tipos pueden ser perjudiciales para la salud, por lo que hay que evitar consumirlos y para ello lo mejor es leer la composición en el prospecto del medicamento, así como las contraindicaciones.

Los cinco tipos diferentes de laxantes de farmacia son:

1. Ablandamiento de heces - la mayoría actúan en 1 a 4 días

2. Lubricantes - en su mayoría trabaja en 5 a 9 horas

3. Estimulantes - en su mayoría trabaja en 6 a 24 horas

4. Salinos - en su mayoría funciona en 1 a 3 horas

5. Suavizantes de heces -contienen emolientes que ayudan a mezclar aceite y agua.

Ablandadores de heces

Se necesita de 1 a 4 días para que empiecen a funcionar, por lo que no son un remedio rápido y se utilizan comúnmente para prevenir el estreñimiento en lugar de detenerlo. Sin embargo, este prolongado período de uso puede causar daño.

Compuestos de fibra

Son los más seguros de todos los laxantes de farmacia y se puede utilizar durante un período más largo. Tienen cualidades que se asemejan a alimentos ricos en fibra. Esto ayudará a crear heces más voluminosas y pesadas, así como ayudar a atrapar el agua para facilitar el paso. Ayudan a movilizar el colon. A pesar de que son una opción segura, una opción aún mejor sería obtener la fibra de la fuente de alimentos en sí.

Laxantes lubricantes

En lugar de extraer el agua como el suavizante de heces, el laxante lubricante agregará una capa de lubricación a las paredes de los intestinos que facilitará que las heces pasen más fácilmente a través del tracto digestivo.

Existen otros dos tipos de laxantes que caen bajo el término laxantes lubricantes. El primero es el laxante de aceite mineral y el segundo es de aceite de glicerina. El laxante lubricante de aceite mineral –parafina- se debe tomar por vía oral, mientras que el laxante de aceite de glicerina lubricante se debe utilizar por vía rectal. Si las heces son muy duras y secas, generalmente se recomienda usar el laxante de aceite de glicerina lubricante. Los laxantes lubricantes tienden a trabajar en 1 a 4 horas, lo cual es adecuado si desea curar el estreñimiento rápidamente.

Laxantes estimulantes

Su función es estimular los músculos del intestino para que se muevan y empujar las heces a través del colon. Si bien parece correcto, con el tiempo estos laxantes estimulantes atrofian los músculos intestinales. Además, también podrían dañar estos músculos que harán empeorar el estreñimiento. Si lo hace por alguna razón imperiosa, asegúrese de que sólo los utiliza rara vez para evitar estas consecuencias.

Laxantes salinos

Funcionan extrayendo agua hacia el tracto digestivo, lo que ayudará a estimular el movimiento intestinal. La principal razón por la que algunas personas usan laxantes salinos, es porque hacen un efecto rápido, de una a tres horas, de modo que pueden proporcionar alivio instantáneo del estreñimiento. Al igual que con todos los laxantes de farmacia, los laxantes salinos vienen con sus efectos secundarios. Debido a que funcionar con rapidez e intensidad, pueden causar un desequilibrio que le hará tener intensa sed y deshidratación. Una palabra de advertencia sobre los laxantes salinos: pueden causar daño a los riñones si los toma a dosis altas. Por esta razón, es importante que evite los laxantes salinos si tiene problemas renales o riñones débiles.

Funcionamiento de los diferentes tipos

Formadores de masa

Los laxantes formadores de masa añaden fibra "soluble" a las heces. Esto causa que las heces absorban más agua y creen heces más grandes y más suaves. Las heces más grandes ayudan a hacer que los intestinos se contraigan y muevan las heces hacia afuera. Los laxantes formadores de masa generalmente son el tipo más seguro de laxante. Los ejemplos de laxantes formadores de masa incluyen psyllium, policarbofil y metilcelulosa. Para reducir el riesgo de sufrir efectos secundarios, debe empezar lentamente y asegurarse de tomar muchos líquidos mientras toma laxantes formadores de masa. Aumente gradualmente la cantidad que usa.

Lubricantes

Los laxantes lubricantes funcionan al recubrir la superficie de las heces para hacer que sean más resbalosas. Esto ayuda a que las heces salgan del cuerpo con más facilidad. Los supositorios de glicerina, un ejemplo, lubrican el interior del ano para facilitar la expulsión de las heces fuera del cuerpo.

Ablandadores

Los ablandadores de heces ayudan a mezclar los líquidos con las heces para suavizarlas. Esto hace que sea más fácil expulsar las heces fuera del cuerpo. Un ejemplo de un ablandador de heces es docusato.

Osmóticos

Los laxantes osmóticos causan que el intestino retenga más líquidos. Esto suaviza las heces y ayuda al intestino a expulsarlos. Los ejemplos incluyen glicol polietileno y la solución de hidróxido de magnesio (llamada leche de magnesia).

Estimulantes

Los laxantes estimulantes son el tipo más agresivo de laxante. Estos causan que el intestino presione o se contraiga para expulsar las heces. Los laxantes estimulantes no se deben usar más de algunos días. Cuando estos laxantes se toman durante mucho tiempo, el intestino puede perder su tono muscular y "olvidar" cómo expulsar las heces por su cuenta. Bisacodyl y senósidos son ejemplos de laxantes estimulantes.

Efectos secundarios

Los laxantes pueden interferir con la manera en que el cuerpo absorbe ciertos medicamentos y algunos nutrientes. En general, no tome otros medicamentos en un plazo de 2 horas después de haber tomado un laxante. Si toma un medicamento con receta médica de cualquier tipo, hable con su médico antes de tomar un laxante. Tampoco debe mezclar tipos diferentes de laxantes como los laxantes orales (se toman por la boca) y los laxantes rectales (se administran al insertar un supositorio o enema en el recto. No tome bisacodilo en un plazo de 1 hora después de haber tomado antiácidos o haber tomado leche.

El aceite mineral y el aceite de castor algunas veces se usan como laxantes, pero no se deben usar con frecuencia. Si usa el aceite mineral con frecuencia puede causar deficiencias de vitaminas A, D, E y K. El aceite de castor que es un laxante estimulante puede ocasionar estreñimiento crónico por pérdida del tono muscular en los intestinos. El aceite mineral y el aceite de castor también interactúan con los medicamentos anticoagulantes, antibióticos, como la tetraciclina y algunos medicamentos para el corazón y los huesos.

CAPÍTULO 7

LAXANTES NATURALES

Los laxantes naturales son alimentos o hierbas que permiten realizar una evacuación intestinal más fácil. Es importante diferenciarlos de los purgantes, porque estos últimos tienen una acción más fuerte o drástica y pueden acarrear ciertos problemas o contraindicaciones.

Tipos de laxantes naturales

Teniendo en cuenta la manera que tienen de actuar en el organismo, podemos diferenciar los siguientes tipos de laxantes naturales:

Estimulantes

Se llaman también purgantes o catárticos. Actúan estimulando la musculatura del intestino, ya que poseen ciertos compuestos que actúan en las terminaciones nerviosas del colon, provocando movimientos que favorecen la defecación. También actúan sobre las paredes del intestino y aumentan la producción de minerales y líquidos, así como disminuyen la absorción de sodio y cloro.

Los efectos negativos de los laxantes estimulantes tienen que ver con la cantidad de tiempo que actúan en el organismo. Una vez que se toman pueden seguir trabajando durante 8 horas. Se aconseja consumirlos antes de ir a dormir para que actúen durante la noche.

Mecánicos

Son laxantes ricos en fibras que aumentan el volumen de las heces, retienen el agua, hidratan las paredes del intestino y ayudan de manera más natural a los movimientos peristálticos, favoreciendo la evacuación. Pueden ser ricos en fibras solubles o no solubles.

La acción es más ligera que los estimulantes y se recomiendan como primera medida cuando hay estreñimiento moderado o problemas para ir al baño con regularidad. Normalizan el funcionamiento del organismo y se recomienda acompañarlos con alimentos repletos de prebióticos, tales como la inulina o las vitaminas B.

Probióticos

Se encuentran presentes, en cantidades moderadas, en algunos alimentos como plátanos, espárragos, ajo, tomates, puerro, trigo integral, alcachofa, cebollas o achicoria. Gracias a su capacidad para favorecer el desarrollo de las bacterias beneficiosas, se consideran un suplemento apropiado cuando es necesario mejorar la flora intestinal.

Los más utilizados son los fructo oligosacáridos (FOS), la inulina y los galacto oligosacáridos (GOS). Existen estudios que han demostrado sus numerosos efectos positivos, como:

Estimular el sistema inmunitario.

Propiciar el desarrollo de las bacterias beneficiosas de la flora intestinal, y dificultar el crecimiento de las patógenas.

Facilitar la absorción de algunos minerales como el calcio y el magnesio.

Favorecer la síntesis de ciertas vitaminas.

Reducir los trastornos digestivos, como los gases, al ayudar a mantener el equilibrio intestinal.

Mejorar la regularidad intestinal, con lo que disminuyen los episodios de estreñimiento.

Reducir el riesgo de cáncer de colon y de la enfermedad inflamatoria intestinal.

Cuando las bacterias beneficiosas del intestino utilizan los prebióticos como alimento producen una serie de subproductos, entre los que se encuentran los ácidos grasos de cadena corta (AGCC), que tienen efectos positivos sobre el intestino, ya que las células intestinales los utilizan como nutrientes.

Osmóticos

Este tipo de laxantes actúan al aumentar la cantidad de agua en el intestino, lo que ablanda las heces. Su acción es similar a los mecánicos, tienen muchos minerales y obligan al intestino a eliminar líquidos. Entre los osmóticos podemos encontrar a las ciruelas. El efecto es fuerte y requieren ingerir mucha agua o bebidas isotónicas para recuperar el agua perdida.

LAXANTES SUAVES

Zumo de manzana y aceite de oliva

Hacer un zumo con dos manzanas (media taza) y mezclar con la misma cantidad de aceite de oliva. Beber la taza completa antes de ir a dormir.

Ciruelas y miel

Colocar seis ciruelas en una olla con una taza y media de agua hirviendo, cubrir y dejar en remojo durante toda la noche. Por la mañana, colar, colocar una cucharada de miel y beber. No tirar las ciruelas, pues se pueden comer a lo largo del día.

Zumo de uva y linaza

Realizar un zumo con algunas uvas (hasta obtener una taza aproximadamente) y verter una cucharada de linaza en polvo. Beber en ayunas no más de una semana consecutiva.

Compresa de aceite de ricino

Este laxante casero es de uso externo. Hay que mojar una toallita o gasa en aceite de ricino, calentar a fuego lento, acostarse boca abajo y apoyar en la zona lumbar. Cubrir para que se mantenga caliente más tiempo. Repetir una vez al día. No se recomienda consumir el aceite de ricino para el estreñimiento.

Otros alimentos con capacidad laxante

Además de los ya nombrados, existen otros laxantes naturales muy eficaces para el estreñimiento.

Manzana

Esta fruta (ya sea roja o verde) contiene una sustancia llamada pectina que tiene la propiedad de promover el funcionamiento de los intestinos, ablandar las heces (por la cantidad de fibras) y favorecer la expulsión. Comer una manzana por día a media mañana o como postre después de la cena, en lo posible cruda o bien hervida con ciruelas.

Plátano

Es otra de las frutas que aporta una gran cantidad de fibra (además de potasio), siendo un poderoso laxante. Una pieza de plátano aporta el 12% de fibra que el cuerpo necesita por día. Además, ofrece oligosacáridos, unas sustancias que llegan sin digerir al intestino grueso y favorece la digestión y evacuación.

Cebolla

Es un vegetal que no debe faltar en ningún plato, porque tiene un delicioso sabor, pero además porque nos ayuda en muchas enfermedades, patologías o condiciones. Es un laxante natural muy eficaz. Además, consumir cebolla cruda activa la secreción de jugos gástricos y favorece la salud de la flora intestinal. Por otra parte, posee un componente llamado quinina que estimula el metabolismo del hígado, la vesícula, el estómago y el páncreas.

CAPÍTULO 8

LAXANTES HERBALES

Los laxantes a base de hierbas harán lo mismo que los laxantes de la farmacia, ayudando a los músculos intestinales a empujar las heces a través del colon, así como suavizar las heces para que sea más fácil de evacuar. La diferencia entre los laxantes de farmacia y los laxantes a base de hierbas, es que estos son naturales y vienen directamente de la fuente y no contienen productos químicos o procesados. Los remedios naturales no tienen los mismos efectos secundarios que los laxantes de la farmacia, están muy disponibles y son más seguros. Son más fáciles de encontrar y algunos se pueden cultivar en el hogar.

Laxantes herbales fuertes

Hay algunos laxantes a base de hierbas que son fuertes y sólo se debe utilizar cuando se está sufriendo de estreñimiento severo.

Algunos de estos incluyen espino cerval, áloe, hojas de sen y cáscara sagrada. Trabajan irritando los nervios en la pared del colon que luego estimulará el movimiento intestinal para aliviar el estreñimiento. La razón por la que sólo deben utilizarse cuando se tiene estreñimiento severo, es porque cuando trabajan para irritar la pared del colon, pueden causar bastante dolor. He mencionado anteriormente que los músculos intestinales pueden llegar a ser dependientes del uso excesivo de laxantes de farmacia. Lo mismo se aplica a estos fuertes laxantes a base de hierbas.

Cáscara Sagrada

Es un laxante herbal que tiene algunas propiedades fuertes. Funciona porque irrita la pared del colon y le obligará a contraerse.

Esta será la mejor opción si el estreñimiento es particularmente malo. Al igual que con los otros laxantes a base de hierbas, mezclarlo con otros laxantes puede hacer que trabaje rápidamente. Contiene ácido chrysophanic y emodin que ambos facilitan los movimientos intestinales y alivian el estreñimiento. También ayudará a desintoxicar el colon y tonificar las paredes. Es importante tener en cuenta, sin embargo, que la cáscara sagrada no debe tomarse con regularidad. Una vez que el estreñimiento ha sido curado, no la consuma de nuevo durante al menos 30 días, incluso si el estreñimiento vuelve durante este período.

Aloe vera

Es otro remedio herbal que se ha utilizado para el estreñimiento durante cientos de años y es realmente una maravillosa hierba. Se utiliza para una serie de condiciones tanto internas como externas. Es más comúnmente usado para erupciones cutáneas, hemorragias internas, quemaduras y úlceras, aunque no es tan bien conocido para deshacerse del estreñimiento. Ayudará a estimular los movimientos intestinales regulares, así como a limpiar el colon de toxinas.

Cortar un tallo de aloe vera o sábila y trocearlo. Poner a hervir un poco de agua. Esperar a que se enfríe y verter en un frasco de vidrio con tapa hermética. Echar los trozos de aloe vera y tapar. Llevar a la nevera. Se puede consumir dos veces a la semana como máximo. Este laxante casero no es recomendado para mujeres embarazadas o que están amamantando, tampoco para personas que toman anticoagulantes.

Hojas de sen

El sen es un arbusto, cuyas hojas y se usan como laxantes. Está aprobado por la FDA para la venta sin receta médica y se utiliza para tratar el estreñimiento y también para limpiar el intestino antes de las pruebas de diagnóstico tales como la colonoscopia. También para el síndrome del intestino irritable (SII), las hemorroides y para la pérdida de peso.

El fruto del sen parece ejercer un efecto más suave que la hoja del sen. La Asociación Americana de Productos Herbales (AHPA) da una advertencia en contra del uso a largo plazo de la hoja de sen, pero no del fruto de sen. Recomienda que los productos de hoja de sen sean etiquetados como "No utilice este producto si usted tiene dolor abdominal o diarrea. Consulte a un médico antes de usar si está embarazada o amamantando. Suspenda su uso en caso de diarrea o deposiciones acuosas. No exceda la dosis recomendada. No es para el uso a largo plazo."

Ruibarbo de Turquía

Es otro remedio herbal muy potente que le dará a los intestinos una limpieza muy necesaria. Se ha utilizado desde hace cientos de años. Este remedio natural limpia el moco obstruido, la materia fecal de la descomposición y el exceso de la basura que contribuye al estreñimiento. Debido a que el ruibarbo es un remedio herbal tan poderoso, debe ser mezclado con otros remedios herbales para reducir parte de ese poder laxante.

Laxantes herbales moderados a suaves

No sólo ayudarán a curar el estreñimiento, sino que también ayudarán a mejorar la salud en general y a prevenir cualquier nuevo episodio de estreñimiento. La razón por la que se recomiendan estos remedios herbales, es porque vienen directamente de la fuente sin procesamiento o productos químicos.

En lugar de sólo tomar un remedio herbal de la siguiente lista, lo mejor es crear una mezcla de estos remedios herbales. La combinación de ellos ayudará a deshacerse del estreñimiento mucho más rápido que tomarlos individualmente.

Semillas de color negro

Las semillas negras son increíblemente altas en fibra, que es justo lo que se necesita para fomentar los movimientos intestinales más saludables. También ayudarán a mejorar la salud general del sistema digestivo para prevenir cualquier enfermedad digestiva.

Lo siguiente será una gran adición a la mezcla de remedios a base de hierbas, ya que ayudará a eliminar las toxinas no deseadas del tracto digestivo y a que los movimientos intestinales sean más regulares.

Hojas de olivo

Las hojas de olivo ayudarán a aliviar el malestar durante el estreñimiento. También tiene un ingrediente llamado oleuropein que ayuda a que los movimientos del intestino se vuelvan más regulares y a eliminar las toxinas del sistema digestivo.

Semillas de lino

Las semillas de lino han sido un remedio natural para un montón de cosas durante miles de años, debido a su alta composición en ácidos grasos omega 3. Aunque una vez extraído no contiene fibra, puede ayudar a deshacerse del estreñimiento, pues aporta una capa de lubricante a los intestinos para hacer pasar más suave y fácil. Es un aceite diferente al aceite mineral encontrado en algunos laxantes de la farmacia, ya que el aceite mineral reduce las vitaminas A, D, E y K, mientras que el aceite de semilla de lino no. El trabajo principal del colon es absorber el agua de los alimentos que hemos comido y enviar esta agua en el cuerpo. Si el colon está funcionando lentamente, o apenas existe agua en los alimentos, entonces se forman heces duras y secas que se asocian con el estreñimiento. Si el colon está funcionando rápidamente, entonces formará heces que estén húmedas y sueltas. El aceite de semilla de lino ayudará al colon a mantenerlo lubricado para que las heces puedan pasar fácilmente, pero no demasiado rápido. El contenido de omega 3 del aceite de semilla de lino también actuará como antiinflamatorio en el sistema digestivo.

Se trata de uno de los mejores remedios que se puede agregar a una mezcla a base de hierbas, ya que tiene buenas propiedades laxantes. Las semillas son adecuadas si se tiene estreñimiento de leve a moderado. Se puede agregar una cucharada de semillas de lino a los cereales, ensaladas, yogur, batidos y sopas. Hay que moler las semillas y no tomarlas enteras, ya que no funcionarán así.

Clavo

Esta especia ayudará a detener el estreñimiento mediante la eliminación de los organismos no deseados del tracto digestivo. La eliminación de estos organismos liberará cualquier obstáculo en el intestino para que pueda funcionar normalmente y limpiar el intestino al mismo tiempo.

Olmo resbaladizo

Es adecuado en una mezcla de laxantes a base de hierbas, ya que puede hacer dos cosas: la primera es que puede calmar el sistema digestivo y la segunda es que puede proporcionar una desintoxicación muy necesaria para el sistema digestivo. Ayudará a calmar los intestinos irritados, eliminando toxinas no deseadas. Funciona irritando los nervios del tracto digestivo para producir más secreciones de moco. Este moco luego cubrirá el intestino para aliviar las llagas y úlceras. Es muy alto en fibra, por lo que es un remedio natural perfecto para el estreñimiento.

Plantago

Esta hierba originaria de la India es muy rica en fibras y es perfecta para ir al baño correctamente. Tiene la capacidad de absorber agua, aumentar el tamaño de las heces y estimular el tránsito intestinal.

Bentonita

Bentonita es una sustancia de arcilla que se forma de ceniza volcánica y ayudará mediante la eliminación de toxinas no deseadas del colon. Absorbe todas las toxinas y las elimina debido a su alto contenido de sodio. Con los alimentos altos en fibra puede limpiar a fondo el colon, así como alimentar a las bacterias buenas para evitar futuros ataques de estreñimiento.

Menta

La hierbabuena y la menta son como el aloe vera, en cuanto a sus muchos beneficios. Ayuda a mejorar la salud del sistema digestivo trabajando en alentar la producción de bilis. Este líquido biliar ayudará a proporcionar un efecto calmante en el revestimiento del intestino.

Semilla de gusano

Wormseed (mostaza) se utiliza para deshacerse rápidamente del estreñimiento, ya que actúa como un purificador para el tracto intestinal y elimina las bacterias patógenas sin quitar o dañar ninguna de las buenas bacterias. Todo esto ayudará a que los movimientos intestinales se vuelvan más regulares y ayuden a prevenir el estreñimiento e incluso la diarrea.

Aceite de tomillo

La energía del aceite del tomillo es otro laxante herbario que actúa como purificador. Es una buena opción herbal para agregar a la mezcla de remedios a base de hierbas, ya que aliviará el sistema digestivo y limpiará las toxinas para ayudar a deshacerse del estreñimiento.

Extracto de Ajo

El extracto de ajo es una opción que debe utilizarse para ayudar a mejorar el sistema inmunológico.

Otros Remedios

Café

Aunque no siempre funciona, el café puede ayudar a corregir el estreñimiento al estimular el sistema digestivo. No más de dos tazas de café al día.

Ejercicio

Muchas personas que han sufrido de estreñimiento han dicho que el ejercicio ha ayudado a detenerlo y prevenirlo. Esto es probablemente porque mover el cuerpo ayuda a estimular el movimiento de los músculos internos, incluyendo los músculos intestinales.

Bicarbonato de sodio

El bicarbonato sódico puede hacer maravillas para el estómago mediante la neutralización del ácido en el estómago. También fomentará la liberación de gas del estómago y proporcionará alivio inmediato en el estreñimiento. Todo lo que necesita hacer es poner 1 cucharadita de bicarbonato de sodio en un cuarto de taza de agua tibia y beber.

Sal de Epsom

La Sal de Epsom ayudará a suavizar las heces para que sean más fáciles de pasar. Hay que poner dos cucharaditas de sal de Epsom en un vaso de jugo de fruta o agua y beber. Además de unas heces blandas, también estimulará los músculos intestinales a contraerse. También puede utilizar la sal estándar para suavizar las heces, sin embargo, no estimulará los movimientos intestinales y la sal de Epsom es mejor.

CAPÍTULO 9

TRATAMIENTO NATURAL

ALIMENTOS QUE ALIVIAN EL ESTREÑIMIENTO

1. Ricos en fibra soluble

Harina de avena o salvado de avena

Arroz

Naranja

Plátano verde.

La fibra soluble puede absorber una gran cantidad de agua y por lo tanto ayuda en el tanto en el estreñimiento leve como en la diarrea, especialmente en el síndrome del colon irritable. No obstante, la fibra soluble puede producir una gran cantidad de gas.

2. Ricos en fibra insoluble

Calabaza amarga

Cereales por la mañana, como el salvado de trigo o salvado con pasas

Pan integral o pasta

Cebada cocida

Lentejas

Judías blancas

Pollo

Espinacas

Remolacha.

Otros alimentos vegetales, como las ensaladas de verduras de hoja verde, pueden ser buenos para el estreñimiento, aunque no sean altos en fibra dietética.

3. Agua

Una taza de agua tibia o caliente o té en el desayuno puede ser un detonante de una buena evacuación intestinal. Hay que beber a lo largo del día, incluso aunque no se tenga sed. Si se orina por lo menos dos veces al día y se excreta por lo menos 200 ml de orina de la mañana (la última vez que se bebió era por la noche), probablemente es porque hay suficiente agua en el cuerpo. Si hay alguna enfermedad del corazón, donde sea necesario limitar la ingesta de líquidos, consulte a su médico sobre la dieta adecuada, pero evite la deshidratación. Y beba agua en las comidas, pues los alimentos necesitan hidratarse justo en ese momento.

4. Elija sus propios alimentos

Es posible que encuentre que ciertos alimentos le ayudarán a corregir el estreñimiento, incluso si son perjudiciales para los demás. Ejemplos de estos alimentos son el vinagre de sidra de manzana, el kéfir, el vino tinto, los plátanos.

Alimentos y plantas que actúan como laxantes naturales

La siguiente relación, aunque actúen como laxantes naturales, no se deben tomar habitualmente, ya que el intestino puede llegar a ser dependientes de ellos, incluso agravando el estreñimiento.

Ciruelas pasas

Higos

Cáscara de Psyllium (ispagula)

Trigo triturado

Aceite de semillas de lino

Cáscara sagrada

Zumo de Aloe vera

Diente de león, raíz

Melaza de caña

Regaliz

Magnesio

Comida picante

GUÍA DIETÉTICA

Remedios caseros

Poco a poco, el estreñimiento se ha convertido en un problema común y la mayoría de las personas lo asumen como una rutina. Acuden al médico para solucionar algo que es solamente un estilo de vida inadecuado, entre ellos el consumo de comida insana, el abuso de alcohol, fumar y comer en exceso, además de suplir el agua en las comidas por el vino o la cerveza.

Los afectados suelen sentirse hinchados, incómodos y en ocasiones claramente doloridos.

Recientemente, una encuesta popular realizada por una agencia de investigación de marketing global, demostró que el 14% de la población urbana de India padecen estreñimiento crónico. Los síntomas comunes que estas personas experimentaron, además de ser incapaces de evacuar las heces, fueron irritabilidad, falta de interés en el trabajo, cambios de humor, preocupación y vergüenza. También acusan hinchazón abdominal, náuseas, pérdida de peso y en algunos casos graves, incluso vómitos.

Remedios sencillos

Aflojar las heces: Tome un poco de agua tibia y añadir jugo de miel. La miel funciona como un laxante suave.

Ayurveda: Trate de tomar dos o tres tabletas de Triphala –mezcla de los frutos de Amalaki, Haritaki y Bibhitaki, tres hierbas tradicionales- aunque también podría usarla en forma de polvo, con agua tibia antes de dormir. Contiene tres hierbas que funcionan como laxante, además tener propiedades anti-bacterianas, antifúngicas y antiparasitarias. No coma ni beba nada después y deje que Triphala funcione durante la noche.

Grasas saludables: Son importantes y los médicos sugieren que hay que añadir más aceite de oliva a la dieta. El aceite de ricino funciona también. Es un gran laxante, ya que aumenta el movimiento de los intestinos y ayuda a limpiarlos, pero su uso está ahora bastante restringido. Hay que tomarlo con el estómago vacío y esperar alrededor de 8 horas o más para que funcione.

Más fibra: En promedio, una mujer necesita alrededor de 25 gramos de fibra al día y un hombre entre 30 y 35 gramos. La avena es alta en fibra y también lo son las lentejas, las semillas de lino y las de chía. Las ciruelas pasas también son ricas en fibra y un laxante natural, por lo que puede tomarlas en el desayuno o beber un poco de zumo de ciruelas. Usted puede tomarlas como son o remojarlas en agua caliente, aplastarlas y luego comerlas. Las pasas son otra gran manera de conseguir fibra y, además, dan mucha energía. Se recomiendan incluir verduras como brócoli y espinacas que son ricas en fibra insoluble. También, higos y miel.

Bicarbonato de sodio. Cuando el bicarbonato de sodio reacciona con los ácidos en el estómago, produce sal, dióxido de carbono y agua. Esto facilita el movimiento intestinal y limpia el colon. Hay que tomar 1 cucharadita en 1/4 taza de agua tibia. Esta mezcla también funciona para la acidez y el dolor leve de estómago.

Además: Hay que incluir leche vegetal caliente, té de regaliz e infusión de jengibre, además de aloe vera.

Sólo una pequeña cantidad de fibra es metabolizada en el estómago y el intestino; el resto pasa a través del tracto gastrointestinal y forma parte de las heces. Hay dos tipos de fibra dietaria: soluble e insoluble. La fibra soluble retiene el agua y se vuelve gel durante la digestión e igualmente retarda la digestión y la absorción de nutrientes desde el estómago y el intestino. Este tipo de fibra se encuentra en alimentos tales como el salvado de avena, la cebada, las nueces, las semillas, los fríjoles, las lentejas, los guisantes y algunas frutas y hortalizas. Por otra parte, la fibra insoluble acelera el paso de los alimentos a través del estómago y los intestinos y le agrega volumen a las heces. Este tipo de fibra se encuentra en alimentos tales como el salvado de trigo, las hortalizas y los granos enteros.

Hay que añadir poco a poco alimentos con alto contenido en fibra no absorbible –soluble– para evitar la hinchazón. Para los niños después de 10 años de edad y adultos, se recomienda la ingesta de fibra en al menos 20 gramos de fibra por día. Pueden ser necesarios algunos días o semanas para que esta dieta tenga efecto.

Cuando se tomen alimentos ricos en fibra seca, como los cereales, es necesario beber agua, de lo contrario los alimentos pueden quedar literalmente atrapados en el intestino.

El arroz blanco, pan blanco o pasta, las patatas y el aceite, pueden empeorar el estreñimiento. Las frutas de alto contenido en sorbitol o la fructosa (manzanas, peras, ciruelas pasas, higos) pueden causar diarrea o hinchazón, y los frijoles, la coliflor y el repollo pueden hacer lo mismo. Para detener el estreñimiento es probable que se necesite limitar alimentos como: carne, queso, yema de huevo, dulces, alcohol, refrescos, bebida con cafeína.

Hay que dar un poco de tiempo para mejorar y lograr comer sin preocupaciones. El estrés y la prisa agravar el estreñimiento. Comer menos y masticar bien los alimentos, pues una masticación insuficiente puede ocasionar estreñimiento, especialmente en los niños. No hay que dejar de comer, a pesar del dolor del estreñimiento, ya que la alimentación es el principal desencadenante de los movimientos del intestino.

Tener una evacuación intestinal, en la misma hora (no es necesario todos los días); un buen momento puede ser después del desayuno. Si la materia fecal no sale por sí sola, empujar un poco, darse un baño de asiento caliente, no hacer tensión constantemente, para que el reflejo natural de defecar pueda hacer su trabajo.

Para mantener evacuaciones intestinales regulares, ejecute un estilo de vida activo: a pie, lucha contra la pereza y la depresión, comparta sus sentimientos con alguien. Si nada ayuda, piense en otras causas del estreñimiento ajenas a las comidas, como el estrés o ciertos medicamentos.

Sugerencias dietéticas:

Beba mucha agua durante todo el día -unos 8 vasos- y, especialmente, durante las comidas. Recuerde que el agua no engorda ni diluye los jugos gástricos. El gastroenterólogo Michael F. Picco, de la Mayo Clinic de Florida, dijo: "el agua no diluye los jugos gástricos ni interfiere en la digestión. Es más, beber agua durante o después de una comida ayuda a hacer la digestión, pues ayuda a romper en pequeños trozos la comida para que el organismo pueda absorber correctamente los nutrientes y además previne el estreñimiento".

Y hay que añadir que el cerebro, junto con los pulmones, es quien gobierna el pH del estómago (entre 1 y 2) y si hay exceso de agua, lo aumentará hasta lograr la cifra óptima de acidez imprescindible para hacer la digestión de las proteínas. El agua permanece muy poco tiempo en el estómago, pasando en su mayor parte y rápidamente, al intestino delgado.

¿Por qué es necesaria tanta agua? La comida sólida lo es mientras permanece en el estómago y luego pasa en forma de líquido al intestino delgado. Aquí es donde los nutrientes son removidos. A continuación, entra en el colon y el agua se retira para que las heces se puedan formar. A veces se extrae demasiada agua que causa que las heces se vuelvan duras y difíciles de pasar. Es por eso que necesitamos agua suficiente en la dieta. ¿Qué puede ocasionar esta deshidratación parcial? Siempre existe la misma causa: beber poca cantidad de agua en las comidas.

Aumentar la fibra dietética ayuda a retener el agua en las heces.

El salvado de avena y las semillas de lino molidas se pueden incorporar en la dieta añadiendo cereales calientes o bollos integrales. Además, comer muchas frutas crudas (con piel) y verduras le ayudará a aumentar su fibra al día.

Añadir ciruelas pasas o jugo de ciruelas a la dieta, ya que tienen un efecto laxante suave. Las ciruelas pasas se han utilizado tradicionalmente para mantener los intestinos regulares. Las pasas son también buenas.

Limitar o evitar el azúcar y alimentos procesados en la medida de lo posible.

Tomar probióticos o prebióticos también pueden ser útiles. Usted puede encontrar estos en el yogur, kéfir y otros alimentos fermentados o se pueden comprar en forma de cápsulas.

Comer una dieta de alimentos enteros en lugar de alimentos procesados, comidas rápidas y alimentos fritos puede curar muchos problemas de salud y poner su cuerpo en equilibrio, incluyendo el equilibrio de su sistema digestivo. Le recomendamos aguacates, dátiles, orejones, frutos secos (almendras, nueces, etc.), semillas, aceitunas, higos, piñas, uvas y manzanas verdes, bebidas verdes o vegetales frescos y zumo de frutas muy diluido. También son una excelente manera de mejorar la salud y sentirse mejor en todo, ya que están cargados de vitaminas, minerales y muchos otros nutrientes beneficiosos.

No se olvide:

Mastique bien sus alimentos y coma a la misma hora y evite cenar si se va a acostar al poco tiempo.

Si sospecha de alergias a los alimentos, puede hacer una dieta de eliminación o hacerse una prueba para saber a qué alimentos es alérgico. A continuación, reintroducir el alimento sospechoso y observar cómo reacciona. Las alergias alimentarias pueden causar estreñimiento.

CAPITULO 10

CONTROVERTIDA FIBRA

Dicen que el estreñimiento es causado por la falta de fibra en el alimento, lo que resulta cuestionable pues la fruta, por ejemplo, no contiene mucha fibra, 2% promedio, pero es laxante. Una sandía contiene solamente 0,2% de fibra, y si solamente consumiera sandía, el colon definitivamente estaría activo. Las frutas por término medio contienen sólo el 2% de fibras. El aguacate sin embargo contiene un 6%, y la guayaba y las frambuesas 5%, pero el kiwi, manzanas, plátano, papaya, higos, mandarinas, mango, fresas, naranjas, ciruelas, albaricoques y uvas contienen un 2% de fibra, la fruta de la pasión, piña y melón 1%, y la sandía sólo 0,2%. La harina de pan alrededor del 7%, 6% el pan de centeno, los cereales y galletas 4% y las patatas, galletas y pan blanco 3%.

Así que el estreñimiento no suele estar causado por la falta de fibra dietética. El estreñimiento, como el asma, podría estar causado por los péptidos opioides en el trigo, productos lácteos y el beta-carbolinas en los alimentos preparados (alimentos proteicos, en particular). Curiosa hipótesis.

¿Quiere otra prueba más contundente? El agua no contiene nada de fibra, pero no causa estreñimiento, más bien, lo soluciona. Tampoco el agua con el azúcar, la grasa pura no contiene fibra y mantiene suaves los alimentos.

Y otro punto controvertido: quienes consumen muchos granos y hortalizas a menudo padecen gases y… estreñimiento.

Las fibras son parcialmente descompuestas por bacterias en el colon. Este proceso hace que otros nutrientes, la metionina y la cistina, por ejemplo, se transforman en etil-y methylmercaptane, que se transforman en gas metano, a través de la hidrogenación.

¿La causa?

Si la mayoría de los alimentos pueden mover los intestinos, también es posible que el resto pueda causar estreñimiento. Así que, y si admitimos que las grasas y el azúcar también mueven los intestinos, definitivamente deben existir circunstancias o alimentos que causan estreñimiento. Veamos cuales pueden ser:

- Materia proteica de alimentos preparados (cocinados / horneado / frito / vapor/ en lata, o calentada de otra forma, pescado, carne, frijoles, granos y productos de soja).

- Productos lácteos (leche, queso, yogur, requesón, etc. de cualquier animal)

- Productos de trigo (pan, pasta, galletas, pasteles, etc.)

- De alguna manera, los suplementos de hierro también pueden causar estreñimiento. También los de calcio porque los músculos sólo pueden contraerse/relajarse si también hay magnesio en las células. Si el nivel de calcio es elevado, el funcionamiento del colon y los músculos, se inhiben.

Debido a la influencia del calor, en los alimentos cocinados se desarrollan nuevas sustancias, entre ellas las beta-carbolinas que ya mencionamos. El efecto anestésico de estos beta-carbolinas frena los movimientos intestinales. También los alimentos muy ricos en proteínas, como el queso de vaca, el queso de soja, el pescado y la carne, entre otros.

Leche. Le recordamos que la leche de la madre de todos los mamíferos contiene péptidos opioides, encerrados en proteínas especiales como la caseína, lactoalbúmina, beta-lactaglobulin y lactoferrina.

El efecto sedante de estos péptidos, puede causar estreñimiento y aunque los bebés absorben fácilmente estas moléculas en la sangre, en las personas mayores una mayor parte permanece en el tracto digestivo, sedando los intestinos. Estos péptidos opioides son relativamente indigeribles, y por lo tanto puede anestesiar los movimientos del intestino antes de que se descompongan.

La mantequilla no causa estreñimiento, contiene muy poca proteína, y puede estimular el intestino por la grasa.

Trigo: Para evitar que puedan ser comidas, muchas plantas contienen sustancias tóxicas o anestésicos. Por naturaleza, el trigo contiene péptidos opioides extremadamente potentes. Algunas de estas moléculas son incluso 100 veces más poderosas que una molécula de morfina. Por lo tanto, los péptidos opioides de trigo pueden anestesiar los intestinos y causar estreñimiento. Estos péptidos están encerrados en proteínas especiales como el gluten, y son liberados por las enzimas digestivas.

Los productos del trigo como el pan (sobre todo pan integral), galletas, pasteles y la pasta, no son sólo productos de trigo, pues también sirven para preparar alimentos proteicos. Y debido a la influencia del calor, las proteínas son químicamente modificadas. Algunos péptidos opioides son extremadamente difíciles de descomponer por las enzimas. Por otra parte, algunos originan beta-carbolinas y otras proteínas dañadas que inhiben las enzimas.

¿Por qué no todas las personas padecen estreñimiento?

Comiendo igual o peor, muchas personas no padecen casi nunca estreñimiento. Quizá se deba a que no todo el mundo es igualmente susceptible a las sustancias astringentes. En función de la susceptibilidad a los receptores opioides y otras sustancias, así padecerán o no la enfermedad. Por eso, la cantidad y tipo de alimento, será diferente para cada persona.

¿Hay alimentos que puedan generar estreñimiento y asma?

Los alimentos crudos procedente de animales y el azúcar blanco.

¿Y las verduras y frijoles?

Las hortalizas cocinadas antes de su consumo no suelen causar daño, aunque sí las que vienen preparadas por su contenido en beta-carbolinas. Las verduras y legumbres que contienen altas cantidades de proteínas, probablemente causarán más estreñimiento, pero también depende de la cantidad de fibra y si han sido sometidas previamente a germinación o puestas en remojo. Los frijoles y los cereales contienen altas cantidades de proteínas y fibras, que no necesariamente causan el estreñimiento.

La fibra se puede digerir, siempre y cuando los alimentos no contengan mucha cantidad. A diferencia de las aves, no tenemos un proceso de pre-digestión de los cereales. Y a diferencia de las vacas, no tenemos cuatro estómagos para fermentar poco a poco las verduras y las hierbas.

¿Puede intestino generar sustancias para compensar los efectos de las sustancias astringentes?

Seguramente y eso es exactamente lo que sucede en la mayoría de la gente. Pero hay un problema importante. Si los intestinos elaborar estimulantes y anestesian las señales, (como por consumir frijoles o granos) puede producirse un calambre o flato, que causan dolores severos. Y de nuevo, eso es lo que sucede en muchas personas. Especialmente en los que están estreñidos, y tratan de compensar esto a través de fibra que consumen más. Y aún más, en quienes utilizan un laxante para tratar de perder peso reduciendo el consumo de grasa. Consumir plátanos por la noche, puede causar estreñimiento temporal.

Y recuerde:

- Que la grasa es muy importante, incluso la pasta no tiene por qué causar estreñimiento, si se asegura de consumir poniendo aceite de oliva con ella.

- No consumir patatas fritas con bordes verdes. Contiene solanina que puede ser venenosa y causar calambres.

- No comer cualquier alimento que contenga azúcar o fibra antes de una comida proteica. Guarde 3 horas entre ellas.

- No combinar las patatas con frutas (incluidos los tomates y el pepino).

- No combinar el café y plátano.

- No beber agua después de haber consumido alimentos proteicos (como la yema de huevo / sashimi). Hacerlo antes.

- Tranquilidad después de cada comida, pero no echarse la siesta. Ralentiza la digestión.

Para los adultos, comer una gran cantidad de uvas pasas. Especialmente para los niños pequeños, incluso, las pasas en remojo en un poco de agua, y darle esa agua a los bebés en periodo de lactancia. Las ciruelas pasas son otra buena opción.

Beba abundante agua con polvo de jengibre y hojas de menta.

Pautas que servirán para casi todos

El tratamiento general deberá ser primeramente preventivo, en el sentido de tratar de ir todos los días al servicio, al menos a intentarlo. No hay que olvidar que existen unos músculos que hay que educar y fortalecer y unos reflejos que no podemos dejar dormir. El estreñimiento se comienza a generar en la niñez, ya que el niño siempre está demasiado ocupado jugando como para ir al servicio. Se aguanta una y otra vez, hasta que comienza así el círculo vicioso: las heces pierden volumen y líquido, el esfínter se hace poco sensible a la presión y las ganas de evacuar desaparecen. Sumamente importante es la forma de sentarse en la taza sanitaria, debiéndose intentar que las rodillas queden siempre más altas que la cadera. Si nos fijamos en un niño pequeño cuando está sentado en el orinal, nos daremos cuenta fácilmente de cuál es la posición correcta. Desdichadamente, los sanitarios para adultos no cumplen esta norma anatómica esencial. Para corregir el problema en parte, se recomienda situar los pies encima de algún objeto que los levante al menos 20 centímetros. Haciéndolo así conseguimos dos efectos: uno, relajamos los músculos rectales, y dos, ponemos a la ampolla rectal perpendicular al suelo, facilitando el vaciado.

Es importante recordar que entre los alimentos útiles para corregir el estreñimiento tenemos a las ciruelas secas puestas en remojo la noche anterior, los copos de avena, las alcachofas, las peras, las uvas y los higos secos. También son útiles los ajos, almendras, naranjas (en ayunas), cebollas, puerros, manzanas, semillas de lino, el melocotón y los cacahuetes. Se prohibirán el chocolate, el té y el café, así como el exceso de carne, dando preferencia a una alimentación de tipo vegetal rica en fibra.

El salvado, así como el yogur, pueden incluirse en la dieta diaria, pero solamente son eficaces en estreñimientos leves o a largo plazo. De cualquier manera, hay que tener en cuenta que el salvado, al acelerar el tránsito intestinal, también provoca la evacuación de nutrientes importantes. El salvado es útil en su estado natural, con los alimentos, Cuando lo tomamos aislado, no siempre estamos haciendo un bien a nuestra salud. Quitarlo de los alimentos para después recomendar tomarlo por separado, es algo difícil de entender.

Hierbas correctoras o preventivas son la malva, fumaria, fresno común, diente de león, violeta, ajenjo, albahaca, alholva, escaramujo, serpol, bardana, menta y salvia.

Para casos rebeldes se utilizarán con preferencia la cáscara sagrada y la frángula, ambas con una buena eficacia y apenas efectos secundarios. Se tomarán por la noche y si es necesario, una nueva dosis al levantarse.

Las populares hojas de sen (Cassia angustifolia), son irritantes mecánicas del intestino y, por tanto, muy perjudiciales en tratamientos prolongados, ya que dejan inactivo al intestino, lo paralizan, y la atrofia consecuente suele degenerar en cáncer con mucha frecuencia. Están, por tanto, totalmente desaconsejadas y solamente se deberán tomar en emergencias, cuando la obstrucción sea considerable. No obstante, ningún laxante, por suave que sea, se deberá tomar más de siete días seguidos.

CAPITULO 11

TRATAMIENTO EN EL HOGAR

Primero:

Realice una caminata corta cada día. Aumente gradualmente su tiempo de caminata hasta que esté caminando por lo menos 20 minutos.

La mayoría de los adultos deben tratar de beber entre 8 y 10 vasos de agua o bebidas sin cafeína cada día. Si tiene insuficiencia cardíaca o suprarrenal, hable con su médico acerca de qué cantidad de líquido es adecuado.

Incluya frutas, verduras y fibra en la dieta, cada día. Tome un cuenco de salvado o cereales en el desayuno, y trate de comer un trozo de fruta a mediados de la tarde.

Programe un tiempo cada día para evacuar (después del desayuno, por ejemplo). Establecer una rutina diaria puede ayudar.

Apoye sus pies en un pequeño taburete cuando se siente en el inodoro, con objeto de poner las piernas en ángulo agudo. Esto ayudará a flexionar las caderas y colocar su pelvis en una posición más normal en la última porción de colon.

Los **laxantes osmóticos** y los azúcares no absorbibles (tales como lactulosa o sorbitol) atraen los líquidos al intestino de otros tejidos y vasos sanguíneos. Este líquido extra hace las heces más suaves y fáciles de pasar. Beba mucha agua cuando use este tipo de laxante.

Los **laxantes estimulantes** aceleran el movimiento de las heces a través del intestino. El uso excesivo de estos laxantes disminuye el tono y la sensibilidad en el intestino grueso, causando dependencia en el uso de laxantes. El uso regular puede interferir con la capacidad del cuerpo para absorber la vitamina D y el calcio, lo que puede debilitar los huesos. No use laxantes durante más de 2 semanas.

Hable con su médico antes de usar un enema. Es posible que necesite revisar sus síntomas o sugerirle una manera diferente de tratar su estreñimiento.

Síntomas a tener en cuenta:

El estreñimiento ocurre o continúa después de una semana de tratamiento en el hogar.

Se desarrolla dolor rectal o aumenta.

Presencia de sangre en las heces.

Se produce una fuga incontrolada de heces.

Sus síntomas se vuelven más graves o más frecuentes.

El estreñimiento es simplemente un síntoma con una enfermedad subyacente y al acercarse a la causa raíz, es posible aliviar el estreñimiento antes de que comience. Cuando el estreñimiento sucede, se puede ahorrar tiempo y dinero mediante la utilización de remedios naturales, muchos de los cuales probablemente están en la propia casa.

1. Agua

Puede parecer simple, pero mantenerse hidratado facilita la digestión y apoya la función muscular. Cuando el cuerpo recibe suficiente agua, el sistema digestivo puede procesar nutrientes y mover los desechos a lo largo suavemente. Los músculos del intestino también son más eficientes y capaces de mantener las cosas en movimiento. La pregunta es: ¿cuánta agua es suficiente? Si siente sed, eso es una indicación de que probablemente debería tomar un sorbo, aunque tomar un poco cada dos horas sería mejor.

Ciruelas pasas

Las ciruelas pasas son ricas en fibra y sorbitol, un carbohidrato que el cuerpo digiere lentamente. A medida que la fibra y el sorbitol se mueven a lo largo de los intestinos, recogen el agua que suaviza la materia fecal. Comience con un vaso de agua y sumerja 2 o 3 ciruelas pasas. Deles un poco de tiempo, quizá toda la noche, para empaparse, pero no tome demasiada cantidad, pues demasiada fibra y sorbitol pueden causar gases, y diarrea.

3. Café

Tome un café al levantarse, particularmente el café tostado oscuro, estimula la digestión y contiene fibra, aceite y agua, todo lo cual ayuda a mantener los intestinos en movimiento. Como diurético, más de un par de tazas pueden aumentar sensiblemente la orina. Además, el exceso de cafeína puede causar síntomas nerviosos.

4. Aceite de oliva

Tome una cucharada de aceite de oliva antes de desayunar por la mañana. Como un aceite denso en nutrientes, estimula el tracto digestivo. También lubrica los intestinos y proporciona protección antioxidante al mismo tiempo.

5. Frijoles (judías o habichuelas)

Rico en fibra, una comida que contiene frijoles comparte muchos beneficios similares a los que contienen ciruelas pasas. La fibra mantiene las heces blandas, y la proteína ha añadido beneficios para el crecimiento y la reparación de los tejidos corporales. Los frijoles también poseen nutrientes esenciales para la salud y la función muscular. Para muchas personas, los frijoles pueden ser más fáciles de incorporar en sus planes de comidas diarias que las ciruelas pasas.

6. Alimentos ricos en magnesio

El magnesio es esencial para la salud muscular y el peristaltismo, el movimiento de los alimentos a lo largo del tracto digestivo y su bajo consumo se ha asociado con una mayor incidencia de estreñimiento. La ingesta adecuada de magnesio dirige el agua hacia los intestinos, manteniendo las heces blandas y fáciles de mover. Verduras de hojas verdes como espinacas, las nueces y el pescado, son ricos en magnesio.

7. Bicarbonato de sodio y agua tibia

Mezcle una cucharadita de bicarbonato de sodio en un cuarto de taza de agua tibia. Esta mezcla alivia el dolor y la presión asociados con el estreñimiento, y reduce los síntomas asociados con la acidez estomacal. Cuanto más rápido se beba, mejor funciona.

8. Ejercicio

El movimiento muscular estimula la salud y la digestión, por lo que ir a dar un paseo después de comer puede ayudar a hacer que los alimentos se muevan. Para los casos de estreñimiento ocasional, los ejercicios del piso pélvico han demostrado ser más efectivos que los laxantes.

Aloe vera

El Aloe vera tiene una larga historia de uso popular y tradicional. Se utiliza en la medicina tradicional india para el estreñimiento, cólicos, enfermedades de la piel, infestación de gusanos e infecciones. También se utiliza para la hipertensión y para el tratamiento de la diabetes tipo 2. En la medicina china, a menudo se recomienda en el tratamiento de enfermedades fúngicas. En la sociedad occidental, el Aloe vera es una de las pocas medicinas a base de hierbas en uso común, y ha encontrado uso extendido en las industrias cosmética, farmacéutica y de alimentos. En el caso de la salud, las reivindicaciones terapéuticas para la aplicación tópica y oral de Aloe vera cubren una amplia gama de enfermedades, aunque aún no ha sido objeto de investigación clínica. Se han realizado ensayos clínicos en afecciones de la piel, manejo de quemaduras y cicatrización de heridas, estreñimiento y trastornos gastrointestinales.

El látex de aloe vera se usa comúnmente en el tratamiento del estreñimiento. El efecto laxante de los glicósidos de antraquinona que se encuentran en el látex está bien establecido. En un ensayo doble ciego, aleatorizado y controlado de 28 adultos sanos, se informó que tenía un efecto laxante en comparación con un placebo y que era más fuerte que el estimulante laxante fenolftaleína. En los pacientes con estreñimiento crónico, se encontró que una nueva preparación que contenía Aloe vera, celandina y psyllium, mejoraba una serie de indicadores de estreñimiento (frecuencia del movimiento intestinal, consistencia de las heces y dependencia laxante) en un ensayo doble ciego de 28 días.

Los preparados laxantes de Aloe vera han sido aprobados por la Agencia Reguladora Alemana de la Comisión para su uso en el tratamiento del estreñimiento como agente de segunda línea. Sin embargo, el látex de Aloe ya no es reconocido como un medicamento de venta libre por la Administración de Alimentos y Medicamentos de los Estados Unidos, debido a la falta de datos suficientes para establecer su seguridad para su uso como laxante.

Nutrientes:

El magnesio es el mejor mineral para mejorar el estreñimiento, aunque suele tardar cuatro o cinco días en hacer efecto. También son útiles el polen, la levadura de cerveza y el aceite de oliva crudo.

Otros:

De inmejorables resultados son los baños de asiento calientes, así como la reflexoterapia, siendo las medidas de elección en niños pequeños o personas debilitadas. No hay que olvidar beber mucha agua durante las comidas.

Homeopatía:

Sulfur CH6, Bryonia CH4, Nux vomica CH4, Graphites CH4, Magnesium muriaticum CH4, Lycopodium CH6, Natrum muriaticum CH 3.

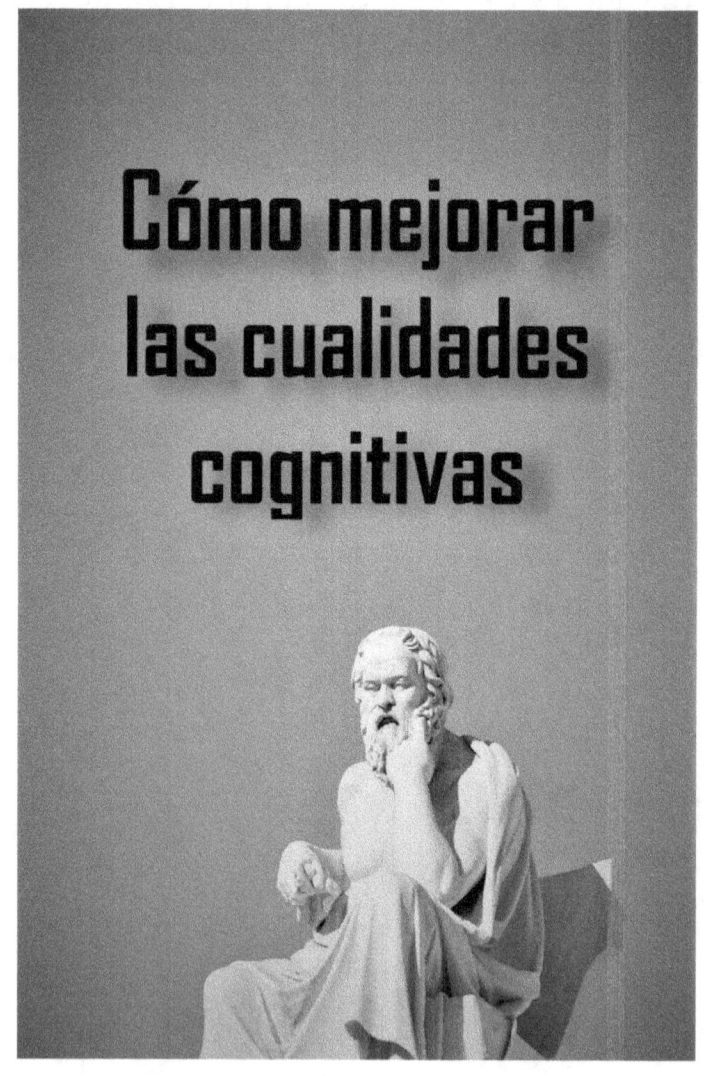

OTROS LIBROS DE SU INTERÉS

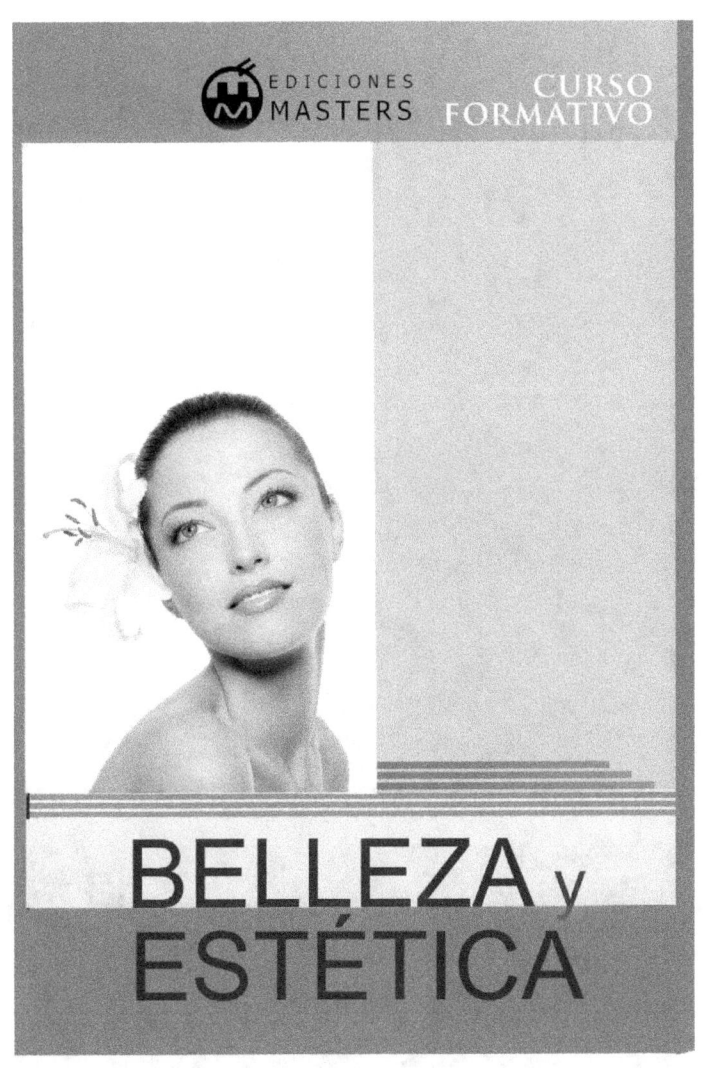

EDICIONES MASTERS

CURSO FORMATIVO

BELLEZA y ESTÉTICA

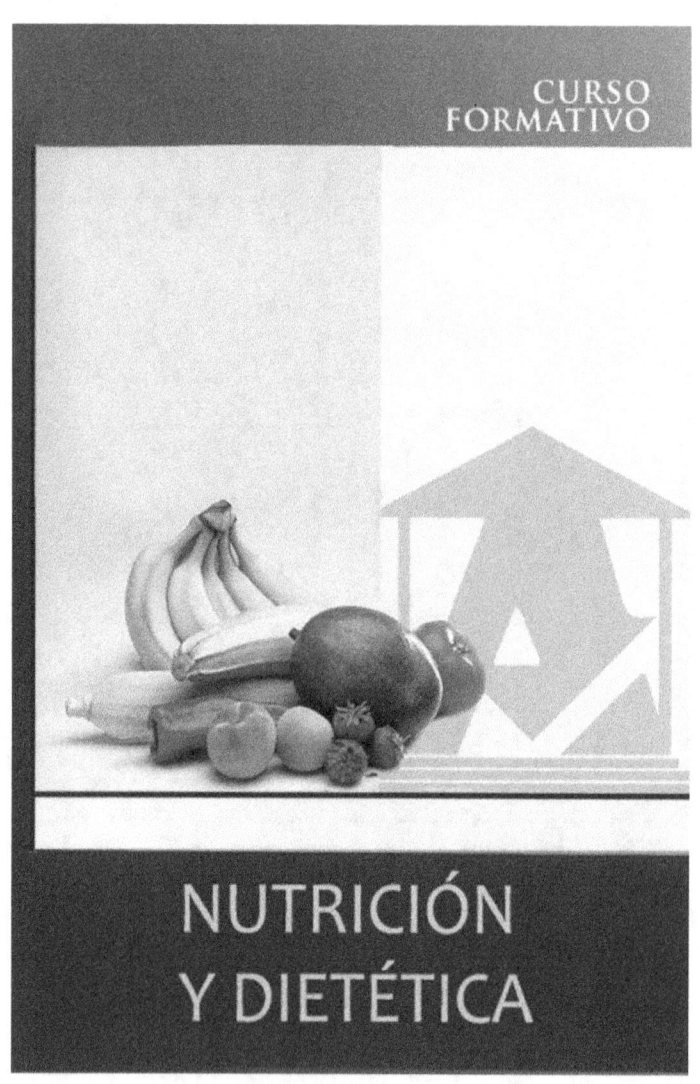

CURSO
FORMATIVO

NUTRICIÓN
Y DIETÉTICA

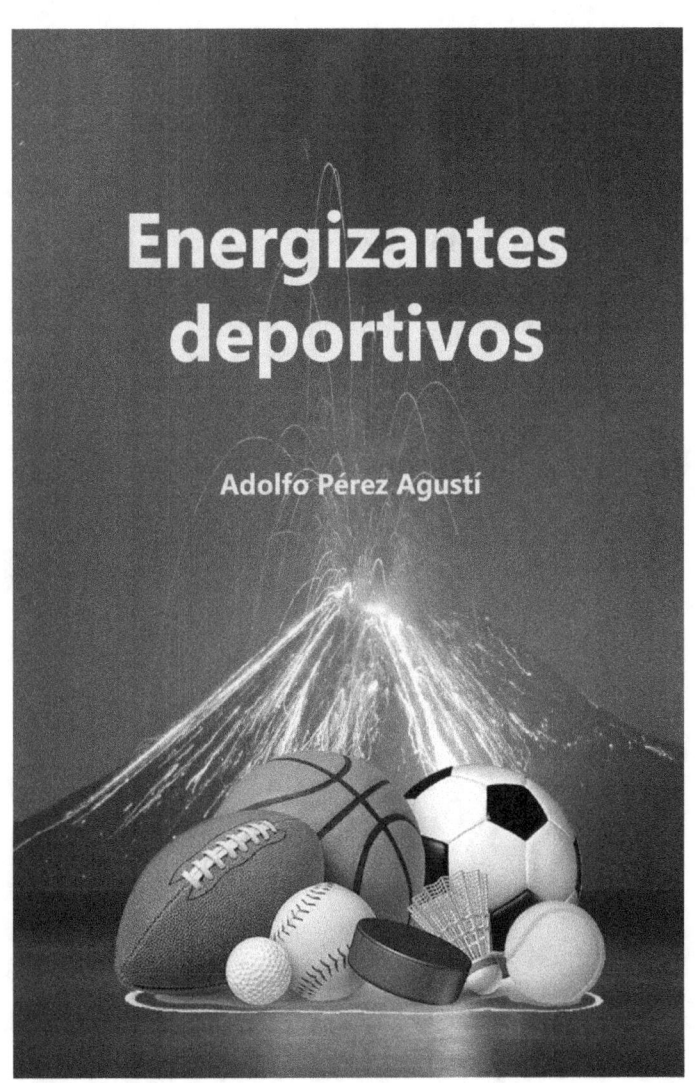

Energizantes deportivos

Adolfo Pérez Agustí

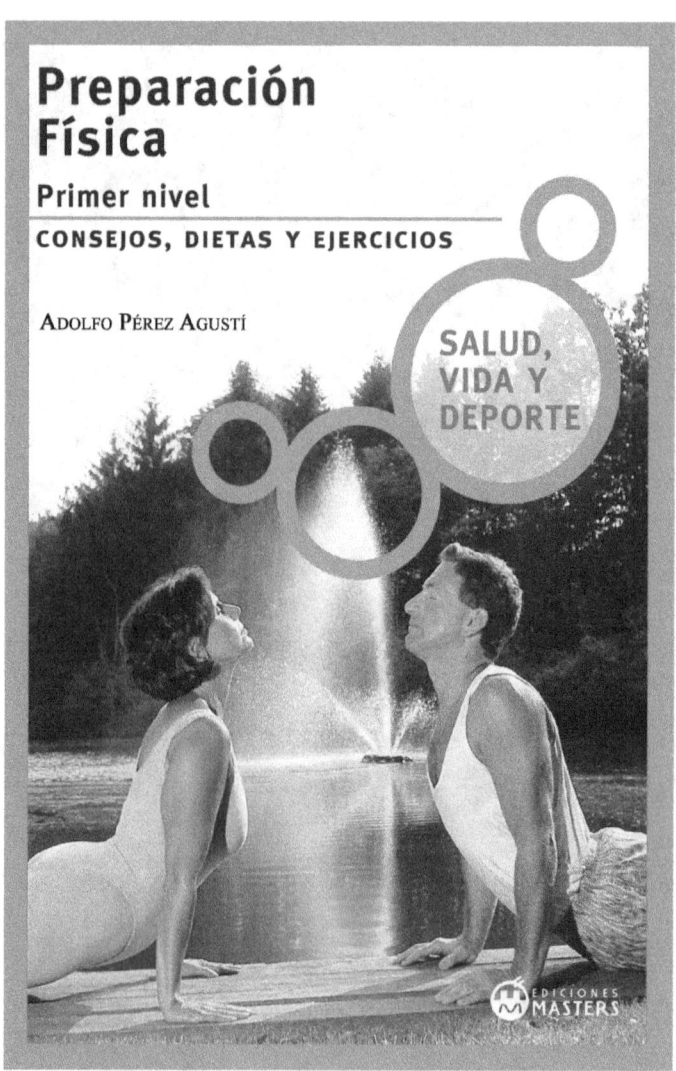

Preparación Física

Primer nivel

CONSEJOS, DIETAS Y EJERCICIOS

Adolfo Pérez Agustí

SALUD, VIDA Y DEPORTE

EDICIONES MASTERS